脳から
見える心

臨床心理に生かす脳科学

Okano Ken-ichiro
岡野憲一郎

岩崎学術出版社

まえがき

本書の出版元となる岩崎学術出版社によれば、数年前に出した『脳科学と心の臨床』(岩崎学術出版社、二〇〇六)は、静かに、しかし着々と売れているという。著者である私にとっては、脳と心という題材は比較的なじみ深いテーマであるため、「それではさっそく続編のようなものを」ということになった。そして、この一年、私が日ごろ関心を持っているテーマをピックアップして楽しみながら書くことができた。こうして出来上がったのが本書である。

それにしても脳科学と心との関連性、というトピックはずいぶんと間口が広い題である。というのも一見明確なテーマのようでいて、ほとんど「心について何でも論じてよい」というのに等しいからだ。言うまでもなく脳は心の座である。脳が関与していない心などありえない。脳のあり方が心のあり方を百パーセント支配する。ということは、脳を語ることと心を語ることは本質的には同等のことなのだ。

以上の主張は、純粋なスピリチュアリスト(精神論者)でない限りは納得していただけるであろう。いうまでもなく私は非スピリチュアリストであり、むしろ唯脳論者である(「唯脳論」とは養老孟司先生が使い出した言葉である(『唯脳論』青土社、一九八九))。脳に根ざしていない心についての議論の多くは空論だと考えている。

ところで本書は基本的に心理療法家、あるいはそれを目指す人々のために書かれているが、その中には精神主義的な考えを持つ人もかなりいると思う。それは無理もないことだろう。そもそも臨床心理学は文科系の学問だからだ。心理療法家の大半は文学部で心理学を学んだはずだし、生物学とか脳科学に興味を持つ人よりは哲学や文学に関心を持つ人の方が多いだろう。私もそれを承知でこの本を書いている。彼らの次のような声が聞こえてくるようだ。「心を脳に還元できるわけがないではないか!」

そして私はそれにも同意しているのだ。むしろそういう人の方が心の臨床に向いているのではないかとさえ思う。第一、心を脳に還元しようにも、脳そのものについてわかっていることがきわめて少ない以上、「還元」しようがないのが現状だ。しかしそれらの若干スピリチュアリストの傾向がある人でも、やはり本書の内容にある程度は納得していただけるように配慮したつもりである。というのもそれらの人でも「心は脳のあり方に影響を受けている」という事実は否定しようがないと思うからだ。そして私の書く内容も、そのレベルでの話である。「脳がこのような仕組みだから心がこのように生まれる」というような議論はほとんどできない。それは私の能力が足りないからだけではない。それほど脳のことは、専門家の間でもわかっていないからだ。しかし「脳がこんな仕組みを持つことが、心のあり方にこのように影響を与えているかもしれない」くらいの議論だったらできるのである。

本書は、ただの「脳科学の本」ではないことはもうお断りする必要はないだろう。前書『脳科学と心の臨床』でもそうしたように、脳についての解説の後に、「臨床心理士へのアドバイス」という項目を挿入している。これは読者の皆さんが脳について知ることで、患者に対する見方がどのように変わる可能性があるのかについてのヒントを書いたものだ。正直なところ、この部分がなかったら、本書は中途半端な脳の解説書で終わってしまうことは間違いない。分量としては少ない「臨床心理士へのアドバイス」は、実は本書で最終的に言いたいこと、エッセンスのようなものと考えていただきたい。

いささか屁理屈めいた前書きになったが、読者の皆さんには最後までお付き合いいただくことを切に望む。

目　次

まえがき　iii

第I部　神経ネットワークが生む心という現象

第1章　ミラーニューロンから考える「共感とは何か?」　3
◉臨床心理士へのアドバイス　7

第2章　オキシトシンが問いかける「愛とは何か?」　9
ある母親の話／オキシトシンと自閉症／オキシトシンとBPD、PTSD、その他
◉臨床心理士へのアドバイス　18

第3章　マインド・タイム——意識と時間の不思議な関係　20
BLの偉大な実験 その1／BLの偉大な実験 その2／BLの実験が示唆する「脳の主体性」／精神分析における無意識の概念との関連／「受動意識仮説」——意識とは錯覚である
◉臨床心理士へのアドバイス　29

第4章　サイコパスは「異常な脳」の持ち主なのか?　33

「殺人者精神病」という概念／ロンブローゾは時代の先取りをしていた？／サイコパスと脳の異常の関係／そもそもASPDとは？　サイコパスとは？／サイコパスたちを責めることができるのか？／私たちの中のサイコパス？／サイコパスは治療可能か？／サイコパスの問題は、オキシトシンともアスペルガー症候群ともつながる
◉臨床心理士へのアドバイス　44

第5章　ニューラルネットワークとしての脳　48
ニューラルネットワークとは？／ニューラルネットワークと自律性／ニューラルネットワークの自律性と能動的な体験／錯覚としての能動性への左脳の関与／能動的でも無意識的な行動はある／創造的な過程
◉臨床心理士へのアドバイス　60

第6章　夢と脳科学　63
◉臨床心理士へのアドバイス　68

第7章　解離現象の不思議　71
何より不思議な交代人格の存在／自律性のきわみとしての交代人格
◉臨床心理士へのアドバイス　75

第Ⅱ部　脳を知って病を知る

第8章　脳の配線異常としてのイップス病　79
イップス病とは？／ゴルフだけではない「イップス病」／原因は何か？／イップス病をいかに治療するのか？

◉臨床心理士へのアドバイス 86
第9章 DBS（脳深部刺激）への期待 88
発端はオールズの実験／不埒なファンタジー／DBSによるパーキンソン病の治療／うつ病に対するDBS治療／不埒なファンタジーに戻る
◉臨床心理士へのアドバイス 96
第10章 右脳は無意識なのか？ 98
なぜ左右脳は分かれているのか？／右脳は何に特化しているのか？／右脳と自律神経（ANS）
◉臨床心理士へのアドバイス 105
第11章 愛着と脳科学 107
愛着に関する脳の構造／愛着には爬虫類脳だけでは足りない／新皮質と愛着
◉臨床心理士へのアドバイス 115
第12章 サヴァン症候群が示す脳の宇宙 118
サヴァン症候群のヒーロー／サヴァンは脳の空きスペースを利用する／タメットの「抑制の低下、混線」仮説
◉臨床心理士へのアドバイス 127
第13章 小脳はどこに行った？ 129
小脳だって、すごいんです／小脳は単なるコンピューターか？
◉臨床心理士へのアドバイス 133

第Ⅲ部　快と不快の脳科学

第14章　報酬系という宿命 その1——何に向かい、何を回避するか　137

どうして報酬系なのか？／自分の心がわからない理由／報酬系と想像力／報酬系における「トーン信号」と「バースト信号」／報酬系と不快の関係／報酬系は「ハイジャック」されてしまうことがある

◉臨床心理士へのアドバイス　146

第15章　報酬系という宿命 その2——快の錬金術　151

快感原則について／「不快原則」も必要になる／「快感原則」＋「不快原則」＝「現実原則」／「快感原則」と「不快原則」の間を埋める本能的、常同的、無意識的な活動／「快感原則」と「不快原則」の綱引きの関係／「快感原則」と「不快原則」と「不快の回避」との関係／快の錬金術は前頭葉のなせる業である／快の錬金術の補足

第16章　報酬系と日常生活——相手を不快にさせないのが流儀　168

精神的な不快の本質／報酬系と快、不快／ドーパミンの二双性のカーブは想像上の獲得でも起きうる／報酬系の性質

◉臨床心理士へのアドバイス　187

あとがき　195

索　引　204

第Ⅰ部　神経ネットワークが生む心という現象

第1章　ミラーニューロンから考える「共感とは何か？」

京都大学といえば、最近ではＩＰＳ細胞の研究でノーベル賞を受賞した山中伸弥教授の活躍の場として有名だが、日本のサル学で有名な今西錦司の時代から、霊長類の研究もまた京大のお家芸である。その研究グループでは、最近霊長類の利他行為に関する研究成果が注目されているようだ。

「利他（りた）行為」とは多くの人にとって聞きなれないかもしれないが、その意味するところは文字通り、他人を利する行動である。本来利己的と考えられる動物にはあってはならないはずの行動である。しかしチンパンジー同士が、自分への直接の見返りがなくても助け合うという様子が見られるという。

京都大学のサイトから引用する（http://www.kyoto-u.ac.jp/ja/news_data/h/h1/news6/2009/091014_1.htm）。

「霊長類研究所でおこなった実験では、隣接する二つのブースに、二つの異なる道具使用場面を設定した。……ストローを使ってジュースを飲むストロー場面と、ステッキを使ってジュース容器を引き寄せるステッキ場面である。ストロー場面のチンパンジーにはステッキを、ステッキ場面のチンパンジーにはストローを渡し、ブース間のパネルに開いた穴を通して二個体間で道具が受け渡されるかどうかを調べた。その結果、全試行の五九・〇％において個体間で道具の受け渡しがみられ、そのうちの七四・七％が相手の要求に応じて渡す行動であった。相手からの見返りがなくても要求されれば道具を渡す行動は継続した。」

「フーン、なるほど」と、いったんは納得する話だ。しかしこのような「研究成果」を読んで私はふと疑問に思うのだ。利他行為は人間のような高度な知性を備えた心にのみ見られるという前提があるから、それがサルにも生じるという研究には価値が生まれるわけである。しかし目の前で苦しんでいる人を見て同情してしまうというのは、私にはあまり高度な心の働きという気がしない。むしろ当たり前に、自然に起きる心の動きだろう。といっても私が特に利他的な人間というのではない。ただ目の前の心のあり方というのはそれほど直接的に伝わってくるものという実感があるのだ。

たとえば家人がよく家の中を歩いていて、足の小指を机の足に引っ掛けて悲鳴を上げることがある。すると飼い犬のチビは必ず心配そうにその顔をのぞきこむのだ。チビには明らかに人の痛みがわかるようである。目の前の別の個体の感情がある程度わかるのは、動物に自然に備わっている能力のようだ。

さてミラーニューロンの話になる。今、心理学の世界でも、精神医学界などでもきわめて高い注目を集めているテーマである。これについては、以前に著した本に説明をしてあるので、それを引用する。

「発端はイタリアのパルマ大学のリゾラッティのグループの研究であった。彼のグループ、すなわちリゾラッティ、フォガッシ、ガレーゼの三人の共同研究者は九〇年代に、マカクサルの脳の運動前野のニューロンに電極を刺してさまざまな実験を行った。まず運動前野の特定の細胞が興奮から始まる。そこでは運動の計画を立て、そこから運動野に命令が伝えられ、運動野は体の各部の筋肉に直接信号を送り込むことで、初めて筋肉が動くという仕組みである。たとえばサルがピーナッツを手でつかむ際は、先に運動前野の細胞が興奮して、その信号を手の筋肉を動かす運動野に伝えるということを行っている。このように運動前野の興奮は、単に自分の運動をつかさどるものと思われていたわけだったが、それが違ったのだ。他のサルがピーナッツをつかんでいるのを見たときも、そのサルの運動前野の特定の細胞は興奮することが分かったからである。つまりその細胞は他のサルの運動を自分の頭でモニターし、あたかも自分がやっているかのごとく心のスクリーンに映し出しているということで、ミラーニューロンと名づけられたのである。

目の前の誰かの動きを見て自分でそれをしていることを思い浮かべる、ということはたいしたことではない、と考えるかもしれない。しかしこの発見は、心の働きについてのいくつかの重大な可能性を示唆していたといえる。それは人が他人の心をわかるということは、単に想像し、知的な推論だけでわかるというよりも、もっと直接的であり、自動的な、無意識的なものであろうということだ。何しろサルでもできるのだから。また一部の鳥でも同様のニューロンが見つかったとのことである。（中略）ちなみにこの運動前野と運動野の興奮は、通常はペアになっていると考えることができるだろう。鼻歌を歌ったり、独りごとを言ったりすることからわかるとおり、私たちは人が見ていないときは、イメージすることをそのまま行動に移すことが少なくない。しかし場合によっては行動に移すことが危険であったり、あるいは社会的に不適切だったりし、その場合は運動前野のみの興奮となる。」（岡野他著『関係精神分析入門』岩崎学術出版社、二〇一一）

つまりミラーニューロンが教えてくれたのは、私たちは人の痛みを単に想像するだけではないということだ。それよりもっと直接的なことが脳で起きている。私たちはある意味では人の痛みをじかに「感じる」のである。そしてその感覚を生み出す生物学的な基盤が、ミラーニューロンという形で私たちの脳に備わっているのだ。

運動前野が興奮するということが、いかに実際の運動に近いかについて、ひとつの思考実験をしていただこう。あなたが右利きだとして、右手で自分の名前を宙に書くことを想像してほしい。おそらくそれは「運動を伴った想像」ということになるだろう。その証拠にその時に右手がなんとなくムズムズとするはずだ。そこで今度は左手で自分の名前を宙に書くことを想像していただく。今度は左手がムズムズするだろうし、利き手ほどにはスムーズに想像ができないことがわかるだろう。その差が生じるということは、運動前野の右手の運動をつかさどる部位が興奮するか、左手の運動を担当する部位が興奮するかの違いがあるということなのだ（ちなみに運動前野が興奮して、右手や左手がムズムズするということは、ある程度その運動をできる用意があるということである。自分がまったくできないような行動、たとえば体操の内村航平選手がやるような何度もひねり技を入れたジャンプなどをいくら想像しても、なかなか運動前野は興奮しないはずだ）。

想像以上の機能を果たすミラーニューロン、ということについて説明するときに私がいつも持ち出すのが、言語の習得のプロセスである。たとえば英語の「r」と「l」の発音の区別がつかない日本人は多いが、それは私たちが思春期以降に、しかも学校の教科の一つとして英語を学ぶ場合が圧倒的に多いからだ。英語の発音を語学として勉強する場合は、教室で先生の出した音をなかば意図的に真似ることから始めなくてはならない。これはミラーニューロンをほとんど介さない習得の仕方だ。中学一年生になって初めての英語の授業でrの音を出す練習をするとなると、生徒はその音が自分の口からどのように出ているのかを具体的に思い描く必要がある。それでも足りないと、英語の教師はそれこそ口の中で舌の先をどこに持って行くかという解説を細かく行う必要が生じる。これではまだ多少なりとも活用できるミラーニューロンをまったく用いないことになる。

しかし幼少時に習得する外国語はまったく異なったプロセスを経る。生活の中で聞いたrやlは模倣しようという意図を介さずに舌先から出てくるだろう。ミラーニューロンの働きを考えることなくこのようなプロセスを考えることなどできないはずだ。

しかしこの運動に関するミラーニューロンの興奮よりも、心理面接により深く関係するのが、感情のレベルにおけるミラーニューロンの反応であろう。よく私たちはもらい泣きという体験を持つ。これなどはミラーニューロンが感情体験においても働いていることの如実な証拠といえる。ドラマなどで悲しいシーンを見ているうちに、自分もいつの間にか目に涙を浮かべる。しかしそれは実際に悲しいという体験とは異なる。そのドラマが終わればそれを引きずることはまずありえないからである。しかし実際に涙を流すということは、その体験がドラマの登場人物の心中を単に想像したという以上の体験であることを証明しているのである。

ここで読者の中に、「あれ、ミラーニューロンって、当たり前の話じゃないの？」という感想を持つ人がいたら、おそらくその人はまともな感覚をお持ちだと思う。私たちが日常的に持つ体験、たとえばサッカーのシュートシーンを見ていると足がムズムズしてくる、テレビの悲しいシーンでもらい泣きする、などの体験は、ミラーニューロン的な仕組みが脳で起きていることを事実上証明しているようなものだ。先に挙げた研究では、それが実際に電極をさしたサルの脳で証明されたということが画期的だったというだけの話なのである。

ちなみにミラーニューロンについては次の参考文献がおすすめである。

ジャコモ・リゾラッティ、コラド・シニガリア著、茂木健一郎監修『ミラーニューロン』紀伊國屋書店、二〇〇九。

◉臨床心理士へのアドバイス

ミラーニューロンの存在を知ることは、共感とはどのようなものかを考える際に一つの重要なヒントを与えてくれる。それは「他人の気持ちは、わかることのほうが自然なのだ」という発想である。そして治療者も自らの持っているミラーニューロンを存分に生かして治療を行うべし、ということになる。以下に私がそのように述べる理由をもう少し説明しよう。

ミラーニューロンは、目の前の人のおかれた状況を理解し、その気持ちを実感することを助けてくれる。その意味では来談者の話を聞きながら面接者がもらい泣きをしたり、一緒になって腹を立てたりすることは自然に起きる可能性がある。日ごろから臨床心理学を志す学生を指導していて感じるのは、彼らの持つ高い感受性と、時には必要以上に感情移入してしまう傾向である。精神分析ではそれを「逆転移」と呼んで問題視したり、「自分自身を客観的に見られていないからだ。自己分析が足りないことの表れである」と言われたりするかもしれないが、それほどネガティブなものばかりとは言えないのだ。要はそのような感情表現が治療関係でどのような意味を持つかを十分に検討することである。

私は常々考えているのだが、面接者の備えるべき心の「受信装置」（フロイトの言葉）はミラーニューロンに相当するのではないかと思う。人の気持ちに同一化した時に振れる怒りや悲しみの針。それを用いることはある意味で的確に治療の進行方向を教えてくれるだろう。また両者のミラーニューロンの活性化の仕方の違いについて検討することも、治療に役立つかもしれない。たとえば来談者が喪失体験について話をしていて治療者の側のミラーニューロンがその悲しみを捉え、ふと見ると来談者は少しも悲しそうに見えなかったとしたら、そのギャップもまた何か重要なものを示していることになる。

ミラーニューロンと個人差についても一言論じておかなくてはならない。ピアニストは曲を聴いただけで手の指の運動をつかさどる脳の部位に活動がみられると聞く。私も昔少しトランペットを吹いていた関係で、メロディーを聞くと右手の指が勝手に動いていることがある。これには過去における練習が関係している。つまり熟練によりそれに対応するミラーニューロンはそれだけ発達するということだ。そして個人差を生むのはそればかりではない。女性性が非常に大きな意味を持つものと考えられる。一般的に、女性の方が悲しいシーンを見たり、話を聞いたりすることで心を動かされ、涙を浮かべることが多い。これはおそらく情動的な体験に反応するミラーニューロンには明らかな性差が存在することを意味するのであろう。もちろんこれを聞いて男性の療法家は落胆することはない。男性の中にも母性的（女性的、というよりはこちらの方が響きがいいだろう）な人はたくさんいる。それに療法家にとってはミラーニューロンの性能だけではなく、それをカバーするだけの情熱もまた重要なのだ。

第2章　オキシトシンが問いかける「愛とは何か?」

ある母親の話

ある若い妊娠中の患者さんが、おなかの中にいる赤ちゃんに違和感、より正確には異物感、嫌悪感を抱いていた。「どうして私の体の中でもうひとりの生き物が勝手に大きくなっているの? なんの断りもなしに。」彼女はやがて生まれてくる赤ん坊とどんな対面をしたらいいかと途方にくれたという。そして当然ながら生まれた後が不安になる。「私はちゃんとお母さんになれるのだろうか?」……さて赤ん坊が無事生まれて三カ月。彼女は子育てに没頭して、充実した毎日を送っていた。「生まれてきた赤ちゃんを一目見て、カワイイ!!となったんです。」こんな話を聞くと精神科医は思う。「ハハー、脳の中でアレが出たんだな。最初の授乳の時。これは間違いなし。」

今度はうちの家人の話である。「チビ」(わが家の犬の名前である)のこととなると、とてもただの犬とは思えなかった。チビは最近亡くなったのだが、その前の数週間ほどは、まさに息も絶え絶えとなって居間の毛布の上に横たわっていた。排尿したくても散歩の要求ができないし、そもそも立って歩く力すらなかった。だから家族が外出するときなどは、オムツをさせるしかないが、家人はそれは忍びないという。「それくらいならカーペットの上でもどこでもしてもらっていいわ」という。「どうして?」と私。すると「だってオムツにするのは気持ち悪いでしょう、かわいそうじゃない!」「ハア?」とまた私。「だってチビは犬だし、いくらなんでもペットに気を使いすぎじゃないの?」とたずねる。すると家人は言ったものだ。「チビはペットじゃないわ。家族なの。」ウーン。ということは家人もチビに向かうときにはきっとアレが出ているんだろう。おそらく。

週刊誌をにぎわす某男性芸能人。とっかえひっかえ女性に声をかけて昵懇になり、結局すぐに飽きてしまう。言葉巧みに女性を誘うことだけは超一流だが、その後の関係が続かない。こいつの頭にはアレの受容体が少ないんだろう。おそらく生まれつきだね。

もうアレが何かはお分かりであろう。オキシトシンである。人と人とを結び付ける実に不思議な物質なのだ。

私が医学部の学生だった頃(かなり昔である)は、オキシトシンは「子宮収縮・射乳ホルモン」と習った。脳下垂体の後葉から出るホルモンで、女性の出産や授乳の際に放出される、と説明された。これにより赤ちゃんが生まれるように子宮が収縮し、今度は生まれた赤ちゃんのために母乳が分泌されるという両方の働きをしてくれるわけである。自然界とはよく出来たものだ、と思った。

その後医学の進歩とともに、このホルモンが愛着にも関連していることが徐々に知られるようになった。これが分泌されると、その時に関わっている相手に対する愛情が湧くという働きを持つともいわれる。これは赤ちゃんにお母さんが愛着を持つ為にこの上なく都合がいい。母親はこうして一生赤ちゃんにほれ込んで面倒を見続ける運命になるというわけだ。

ところでオキシトシンについては、これもかなり定番になっているハタネズミの話がある。これ自体非常に興味深いのであるが、多くの書物で書かれていることなので、私が改めて文章にするよりは、解説書から引用させていただきたい。河田雅圭先生の著書(『はじめての進化論』講談社現代新書、一九九〇)から以下にエッセンスだけを抽出するとこうなる。

ハタネズミには、草原に暮らすタイプ（プレーリーハタネズミ、prairieとは英語で「草原」の意味）と、山に暮らすタイプ（サンガクハタネズミ、サンガクとは山岳のこと）がある。両者は見た目は区別がつかないが、前者は一夫一婦なのに、後者は一夫多妻であるという行動上の明らかな違いがみられるという。

……プレーリーハタネズミの雄は、パートナーとなる雌と同じ行動圏をもち、同じ巣を共有する。また、その一匹の雌と交尾をするだけでなく、生まれた子どもの世話をし、侵入者を追い出したりなどの防衛行動もとる。一方、サンガクハタネズミは、雌は縄張りをもつが、雄は複数の雌の行動圏を動き、複数の雌と交尾をする。交尾後、雄は、交尾をした雌のところにはとどまらず、子どもの世話もしない。一方、雌は子どもが生まれた後、すぐに発情が訪れ、別の雄と交尾をし、子どもを授乳している間に、おなかの中には、別の雄の子どもが育っているという状況になる（同書より）。

では両ハタネズミのどこが違うかというと、オキシトシンの受容体が、後者には非常に少ないということがわかったという。受容体とはその化学物質を細胞に取り込む微小な部位であり、細胞の表面に多数存在する。オキシトシンがいかに効果を発揮するかは、この受容体の数によっても大きく異なってくるのだ。

この両ハタネズミのオキシトシン受容体の差異は、おそらく昔、突然変異により生じたとのことである。このように遺伝子のちょっとした変異により動物の行動パターンがここまで違ってくるというのは驚くべきことだ。ちなみにプレーリーハタネズミの方は、オキシトシンの受容体をブロックすると、

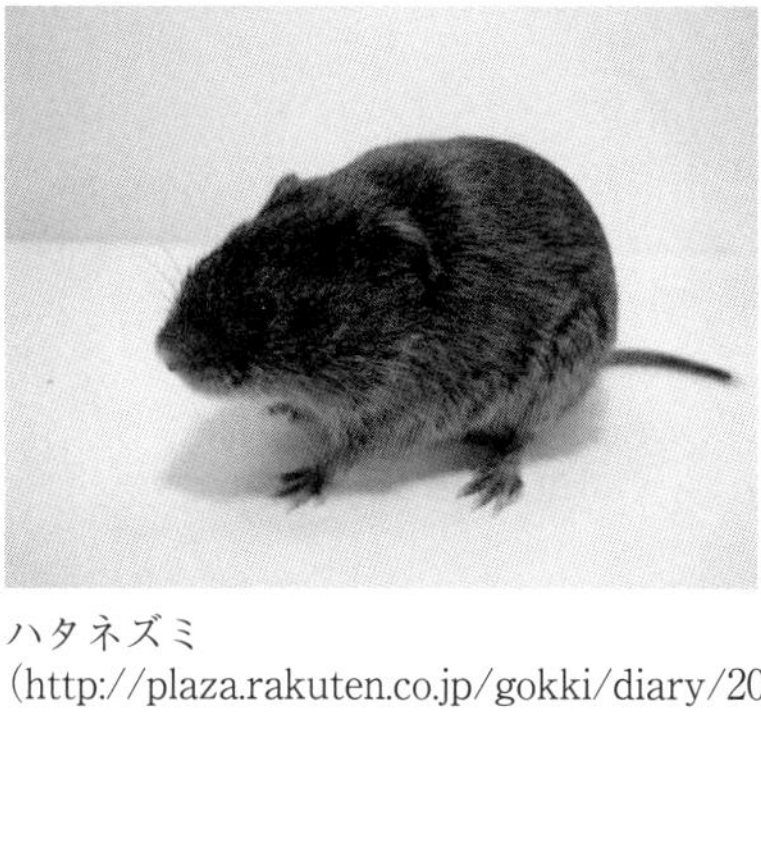

ハタネズミ
（http://plaza.rakuten.co.jp/gokki/diary/20090818/）

とたんに夫は妻ネズミの元に帰らなくなってしまうという。人間の場合にも同じようなことが起きているであろうことを想像せずにはいられないではないか。

オキシトシンと自閉症

ここまでのオキシトシンについての記述は、かなり楽観的なものである。ある意味でオキシトシン礼賛、みんなオキシトシンを吸入すればハッピーになる、という印象を与えるだろう。この手のことに関しては異常にノリのいい米国ではオキシトシンを成分に含む〝Liquid Trust〟（信頼の液体）という香水兼媚薬のようなスプレーも売っている（アマゾンから注文も可能である）。しかし医学の分野では、そういう話はあまりあてにならないというのが定番になっている。百年以上も前に、フロイトはコカインで精神科的な問題がすべて解決するという夢を描いたが、結果的に何人かの中毒患者を生んでしまった。同様に万能薬と考えられたものが多くの弊害を引き起こしたという例はいくらでもある。だからオキシトシンについても最近の医学研究がどのようになっているかを追いながら、少し慎重に考えたい。それにもう一つ、オキシトシンが医薬品として使いにくい事情がある。オキシトシンは消化管を通過するとすぐに分解されてしまうため、錠剤にして経口摂取することができない。注射か、点鼻スプレーか、ということだ（シャスティン・ウヴネース・モベリ著、瀬尾智子、谷垣暁美訳『オキシトシン――私たちのからだがつくる安らぎの物質』晶文社、二〇〇八）。

そこでまずは自閉症やアスペルガー障害との関連についてである。前章で論じたミラーニューロンが大きな話題を呼ぶ一つの理由は、アスペルガーとの関連が注目されているからだ。といきなり言われてもピンと来ない人がいるかもしれないので復習が必要だろう。アスペルガー障害は、発達障害のひとつとして考えられ、人の心が理解できない、空気が読めないということが主たる問題とされる。この障害は現在の精神医学界や心理学界において大きな関心事となっているのである。なにしろ世の中にはアスペルガー傾向を持つ人はゴマンといる。中には男性のかなりの部分はこの問題を抱えている、という極端なことを考える精神科医もいる（少なくとも私はそのひとりだ）。そして世の天才と言われている人々に明らかに高率にアスペルガー障害が存在する。さらにはアスペルガー障害を含めた自閉症圏の患者が最近急速に増えているという説もある。

アスペルガー障害における人の心を理解することの困難さは、ミラーニューロンの機能不全が起きているのではないかといわれており、事実それを示すようなエビデンスもある程度は出されている。そしてアスペルガー障害との関連で最近もう一つ話題を呼んでいるのが、オキシトシンの役割なのだ。

最近、新聞に次のような記事が出ていた（毎日新聞電子版二〇一二年四月二七日）。

「金沢大の研究グループが二六日、自閉症の症状改善に効果があるとされる脳内ホルモン「オキシトシン」が、自閉症の人に多い考え方や感じ方をする人に対し、効果があることを脳内の反応で確認したと発表した。同大附属病院の廣澤徹助教（脳情報病態学）は、「自閉症の人のうち、どんな性格の人に効果があるかが分かった。自閉症に起因する精神疾患などの治療にも役立てたい」と話している。オキシトシンは出産時に大量に分泌され、子宮収縮などに作用し、陣痛促進剤などに使われる。近年、他者を認識したり、愛着を感じるなどの心の働きに関連するとの研究報告も出ている。研究グループは、二〇・四六歳のいずれも男性の被験者二〇人に「喜び」「怒り」「無表情」「あいまいな表情」の四種の表情をした三七人の顔写真を提示。全員にオキシトシンを鼻の中へ吹きかけ、投与の前後で写真の人物の表情を見た時の脳の反応を、脳神経の活動を示す、脳内の磁場の変動を計る脳磁計で調べた。（以下略）」

ちなみにアスペルガー障害を含む広汎性発達障害（自閉症圏）については、それとオキシトシンとの関係に関して以前からさまざまな研究が伝えられている。実際にオキシトシンの血中濃度が自閉症で低いこと、オキシトシンの受容体の異常と自閉症の関係などの研究が出ている。またここで紹介した記事は自閉症の患者のしめす顔写真への反応についてであったが、ある報告によれば自閉症の患者が他人の声のトーンによる感情表現の理解をオキシトシンの投与で高めることができ、しかもその効果は一回のオキシトシンの静脈注射で二週間ほど続いたという（Eric Hollander, Biological Psychiatry, vol 61, p 498）。

これらの研究は当然ながら、自閉症の治療にオキシトシンを積極的に用いることができるのではないか、という発想につながる。通常は一回のオキシトシンの投与でその効果は数時間持続するというが、その間に対人関係に見られるさまざまなソーシャルキュー（合図）の意味を教育して、対人接触を改善しようという試みもなされているという（American Psychological association, "Oxytocin's other side" By Beth Azar March. 2011, Vol 42, No. 3 (http://www.apa.org/monitor/2011/03/oxytocin.aspx)。

さらにオキシトシンをもっと早期の自閉症に対する治療に用いることができないかという発想もありうる。そもそも自閉症は早期の母子関係に問題があるという説が、かつて盛んに提唱された歴史がある。米国では一九五〇年代には、冷酷な「冷蔵庫のような母親（refrigerator mother）」に育てられた子どもが、自閉症や統合失調症を発症するという説もささやかれていたほどである。今では自閉症には遺伝の要素がきわめて大きいということが知られるようになり、自閉症を母原病とみなすような立場はあまり聞かれなくなったが、この視点は完全に棄却されたわけではない。というのもサルの実験で、母親からグルーミングをより多くもらったサルほど、オキシトシンの濃度が高いということが知られているからだ。これは早期に母親からより多くのケア、つまり愛情のこもった身体接触などが乳児に与えられることが、自閉症の発症を少しでも低下させるのではないかという仮説を抱かせるに十分である。

これとの関連で、母親からの愛情を受けられなかったことで二次的に一種の自閉症のような状態が生まれることが知られているということに言及しておく価値があるだろう。小児精神医学の権威である杉山登志郎先生が提唱する「チャウチェスク型自閉症」という概念がある。チャウチェスク政権下のルーマニアの孤児院は極めて悲惨な状況で、子どもたちはほとんど養育を受けることなくネグレクト状態に置かれていたという。そしてその子どもたちの中には一見自閉症のような様子を示すケースも少なくなかったと報告されている。それを杉山先生は後天的な自閉症の例としてあげているのだが、これに関連するオキシトシンの研究がある。それによればルーマニアの孤児院で過ごした子どもたちは、オキシトシンの血中濃度が低く、また里親に接触してもあまりオキシトシンの量は増えなかったという（Proceedings of the National Academy of Sciences, vol 102, p 17237）。

ところでこれらのオキシトシンに関するデータを読んで、私たちはついアメリカで一九五〇年代に見られたような単純な発想に戻ってしまいかねない。「それならば自閉症児に対して愛情をよりいっそう注げばいいのではないか？　そうしたら子どもの側にオキシトシンがもっと出るようになるし、自閉症にならなくてすむのではないか。やはり親の育て方が問題ではないか？……」しかしもちろん自閉症の主たる問題は、養育が始まる前に、すでに生下時に存在しているのだ。それにこのような批判は自閉症の子どもを持った親の多くが持つ苦労を十分に汲んでいないことになろう。いくら情緒的な接近を試みても取り付く島のないのが自閉症児なのだ。彼らの多くは親と視線を合わせようとしない。無理に合わせようとしても顔をそむけ続けるだけだ。それに抱っこをしようにも、そもそも身体接触を嫌う場合には、彼らは体をのけぞらせて逃れようとする。それを押さえつけてスキンシップを強要しようとしても、どこか虐待に似た状況を作ってしまいかねないほどなのだ（もちろん深刻な例の話である）。

オキシトシンとＢＰＤ、ＰＴＳＤ、その他

オキシトシンによる自閉症の治療可能性について論じたが、そこではオキシトシンが早期のトラウマやネグレ

クトに由来する精神疾患を治療する可能性を示していることにもなる。そのような精神疾患の代表の一つが境界パーソナリティ障害（ＢＰＤ）である。ＢＰＤの病理の少なくとも一部は幼児期のトラウマに由来するという説は欧米において主流になりつつあるが、実際にオキシトシンがその治療にも効果があると考えるのがエリック・ホランダーとそのグループである。彼らの研究によれば、オキシトシンを投与することで、ＢＰＤの患者のストレスに対する感情反応（血中のコルチゾール濃度などにより計測される）が大きく軽減されたという（Hollander, E et al.: Oxytocin administration attenuates tress reactivity in borderline personality disorder: a pilot study. sychoneuroendocrinology 2011; 36 (9) : 1418-21.）。

最近オキシトシンによる治療が注目を浴びている疾患として、もうひとつ、ＰＴＳＤを挙げておかなくてはならない。これについてはオランダのミランダ・オルフの研究（二〇一〇）が注目されている。オルフは、オキシトシンが二つの機序でＰＴＳＤに有効であることを強調する。一つは扁桃核の反応性を抑える性質であり、もう一つは、本書でも後述する報酬系に作用し、心地よさを増すという性質である。そこでオキシトシンをＰＴＳＤの認知行動療法に用いてその効果を高めることができるというのがオルフの主張である（Olff, M et al.: A Psychobiological Rationale for Oxytocin in the Treatment of Posttraumatic Stress Disorder, CNS Spectr. 2010; 15 (8) : 522-530.）。

扁桃核の抑制、というだけでは分かりにくいので、ここでもう少し説明しよう。『脳科学と心の臨床』でもすでに触れたことであるが、扁桃核は恐怖体験による刺激により感作され、再びその体験が予想されたり、思い出されるような事態に直面すると、アラーム信号を出す。それにより人（もちろん動物も）は逃走・逃避反応を起こすのだ。たとえばクモに襲われた（？）人がクモ恐怖になると、おもちゃのクモを見せられただけでもパニックになってしまうだろう。しかしその時に頭の中で「これはおもちゃのクモだから怖がる必要はないのだ」と繰り返して自分自身を説得するのが前頭前野という部分、特にvmPFC（腹内側前頭前野）である（図２‐１）。

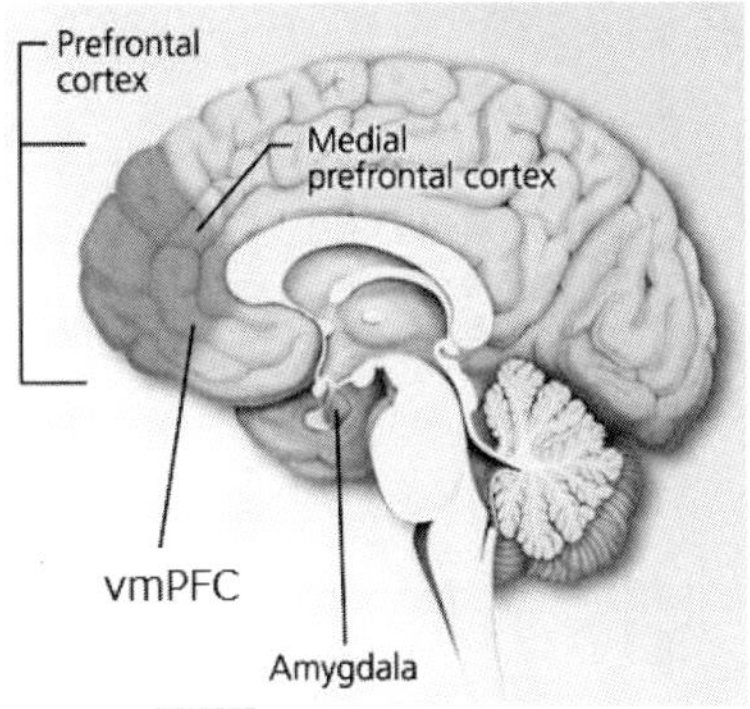

図2-1　http://alfin2100.blogspot.jp/2010/12/female-brains-reaction-to-stress.html より

いわば扁桃核は、vmPFCというブレーキによりその暴走を抑えられる。さてここでオキシトシンが登場するわけだが、その役割は、このvmPFCの強化と扁桃核の抑制の両方だというのだ。なんと便利な物質だろうか？

ところで前出のエリック・ホランダーのグループでは、オキシトシンはＢＰＤ以外にも幼児期のトラウマがかかわるさまざまな疾患の治療可能性につながるとする。それらはＰＴＳＤ、うつ病、不安障害まで含まれる。しかしここで読者は「うつ病や不安障害までトラウマが原因なのか？」と疑問に思うかもしれない。もちろんそれらの疾患は幼児期のトラウマのみによって引き起こされるわけではない。さまざまな要因がそれらの発症の引き金になっているが、そのうちの一つが幼児期のトラウマというわけである。そしてオキシトシンによる治療で、それらの発症の可能性が多少なりとも低下する可能性があるということになる。

オキシトシンに関しては、それ以外にもさまざまな研究が行われているようである。これらに関する情報は、〝Oxytocin Central〟という画期的なウェブサイト（http://oxytocincentral.com/2011/03/oxytocin-eases-stress-and-anxiety/）があり、オキシトシンに関する最新の研究の成果を網羅している。ぜひ参照されたい。

◉臨床心理士へのアドバイス

オキシトシンについての興味は尽きない。二〇年ほど前までは女性の出産にのみかかわっていると考えられていたこのホルモンに、調べれば調べるほどさまざまな役割が備わっていることがわかってきている。脳科学の進歩に従って、私たちの心は、オキシトシンを一つの例とするさまざまな脳の仕組みに規定され、条件付けられていることがわかってきているのだ。

精神的な問題の脳科学的、ないしは生理学的な背景を知るということは、結局は「その人自身の問題というよりは脳の異常や障害なのだ」という感覚を生むだろう。もちろんそれだけでは人間を見る視点としては十分ではない。「その人にもその問題をどう扱い、どう対処するかについての責任がある」という視点も同時に必要だ。しかし問題の原因を脳に求めるという視点は、脳科学を知ってこそ、初めて可能である。そしてそのような視点を持つことが、おそらく心理士の職能の一つであるべきだと考える。少なくとも一般の人々には脳科学の勉強に使う時間も余裕もあまり期待できないからだ。

オキシトシンに関連付けてさらにこの問題を論じよう。世の中では、他人に対する共感性が薄く、自分のことしか考えていないような人に出会うことがよくある。心理士が働く臨床の場面では、来談者自身だけでなく、そのパートナーや家族にもその種の人が多いという印象を持つだろう。たとえば私たちは時々、身勝手で浮気性で家庭を顧みない夫に苦しめられる女性の来談者に出会う。そのような時に本章で紹介したハタネズミの例を思い出すと、その夫をよりよく理解することができるのではないだろうか。つまりその夫は「サンガク（ハタネズミ）的」ということになる。

一夫多妻に徹するサンガクハタネズミのように、いかにも「オキシトシン受容体不足」をうかがわせる人に出会うことは、実際には決して少なくない。彼らは他者と心を通わせて穏やかで長続きのする関係を持つことが苦手で、次々と別の相手と表面的な関係を結んでは壊していく。時々そのような人との関係に巻き込まれると私たちは「困った人だなあ」とか「なんて人のことを考えない人なのだろう」などと感情的な反応をしてしまいやすいのだが、「そうか、この人はサンガク（ハタネズミ）タイプなんだ」と思うことで少し吹っ切れることもあるし、その人に対する余計な期待を持つことをやめるかもしれない。

ちなみに女性は男性を自分のパートナーの候補者として眺める時、その一つの判断基準として、「この人はサンガクタイプか、プレーリータイプか」を加えるといいのではないだろうか。前者は浮気性で後者は家庭思い、俗に「一穴主義」（改めて考えるとブキミな言葉である）である。

ところで、この分類はバロン - コーエンのＥタイプかＳタイプかという議論に重なるという印象を持つ読者もいるかもしれない。そして実際この二つの分類はある程度近い関係にある。参考までに言えば、サイモン・バロン - コーエンはその名著（『共感する女脳、システム化する男脳』ＮＨＫ出版、二〇〇五）で、Ｓ（systemizing）的な脳と、Ｅ（empathizing）的な脳の働きの違いという考えを提唱している。前者は男性に特徴的で、物事の分類や分析を行う能力に関係し、後者は女性の脳に特徴的で、他人に対する共感などに力を発揮する。もちろん両者を排他的なものとするのは極端な考え方であり、大部分の人間は両方を少しずつ持っている。モノにも興味を示し、人とも適度に交わるというのがむしろ普通だろう。そして両方に優れた能力を示す人もいる。このＳ的かＥ的かという分類をもう少しわかりやすく、「オタク的か、人たらし的か」と言い換えることができるかもしれない。「浮気性か、家庭思いか」という分類と「オタク的か、人たらし的か」とは決して同じとはいえないが、サンガク的〟アスペルガー的〟オタク的、という関連から見たら案外つながっているかもしれないのである。

第3章　マインド・タイム——意識と時間の不思議な関係

BLの偉大な実験　その1

Benjamin Libet は日本ではあまり知られていないかもしれないが、非常に高名な神経科学者である。一九七〇年代に彼の行った実験は極めて画期的なものだった。ちなみに彼の名前を見ると私にはどうしても「リベー」(フランス語読み) と発音したくなる。そういうスペルなのだ。彼の祖先はフランスから移民したはずだと私は想像する。しかし正式には「リベット」らしい (というよりアメリカではそれで通用しているらしい。何しろ彼の実験について書かれた本 (『マインド・タイム』岩波書店、二〇〇五) の訳者の下條信輔先生も「リベット」と書いているのだ)。そこで妥協して以下はBLと表記させていただく。

実は私はBLの行った画期的な実験のことを知ってはいるが、心から理解してはいない。彼の説について初めて読んで一〇年以上経っているが、考えているうちにどうしてもわからないことがでてくるのだ。しかしそのことについては、本章の最後に触れるとして、まず簡単に彼の研究を紹介する。とにかくすごい実験であることに間違いはない。

彼はある実験を行って、その結果として「人がある行動を起こそうと決めた瞬間の約〇・五秒前に、脳はすで

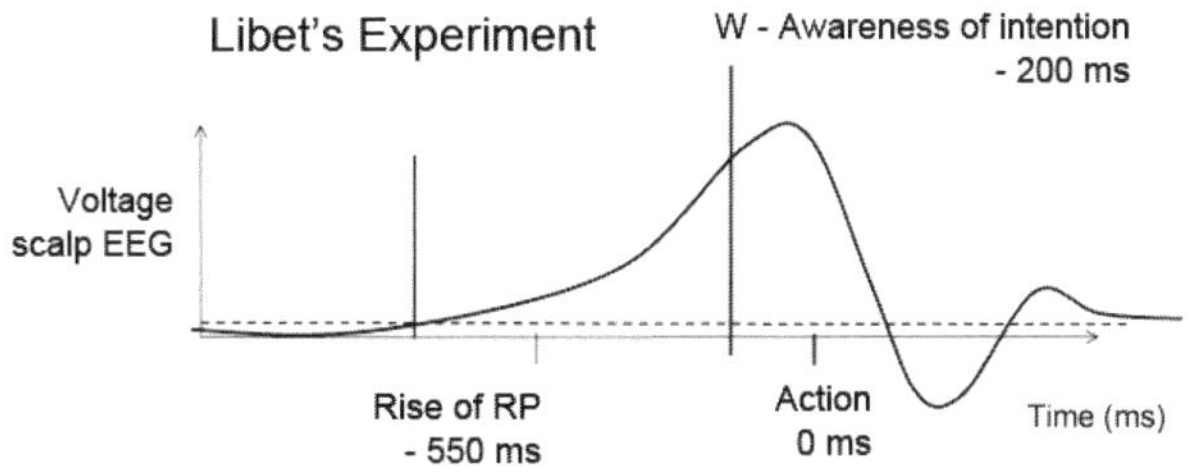

図3-1　Libet, B.: Mind Time. Harvard University Press, 2005 より

にその行動に向けての活動を開始している」という結論に至ったという。そのBLの実験は、被検者に好きな時に指を動かしてもらうという、それ自体は非常に単純なものだった。この実験に当たって彼は特別な時計を作り出した。その針は数字を刻んだ一周を一秒で回転するのである。そうすることで、被験者が「よし、ここだ！」と自分の指を動かそうと思った瞬間の針の位置を、コンマ一秒のレベルで正確に記憶できるようにしたのだ。そしてそのような実験を行っている最中の被験者の脳波を同時にとったのである。すると不思議なことに指を動かそうとした（と被検者が報告した）瞬間の〇・五秒前に、脳波上の活動が開始することに気づいたのだ。

それを示すのがこの図（3－1）である。Wの地点は「よし動かすぞ！」という気持ちになった時の時間で、これは実際の指が動き始める二〇〇ミリ秒前であったという。これ自体はわかる。脳が指令を出してから、それが腕に伝わり、筋肉が収縮を始めるまでには、当然それだけの時差が生じるからだ。しかし脳波をよく見ると、実は五五〇ミリ秒（つまりおよそ〇・五秒）前から、ジワジワと立ち上がっているのだ。それが図の中で「Rise of RP」と記されたところである。一体これはどういうことだろう、とBLは関心を持った。

この実験が示したのは、私たちがあることを意識する、気がつく、ということと脳の働きとの時間的な関係である。どうやら私たちが何かを意識する以前に、脳はそれを扱い始めるらしい。たとえそれが純粋な自由意志で行われていると自分では考えていても、である。ということは脳を動かしているのは私たちの自由意志ではないのだろうか?……

ＢＬの偉大な実験　その2

実はＢＬはもう一つ興味深い実験も行っているので、それも紹介しておこう。彼は手術のために開頭している患者に協力を依頼し、その大脳皮質の感覚野を直接刺激するという実験を行ったのだ。感覚野という部位の特定の場所は、身体の各部に対応している。たとえば腕を刺激すると、信号が脳のその場所に到達し、「腕を触られた」という感覚が生まれるというわけだ。そして手術により脳を露出して、感覚野のその場所を直接電気刺激しても、やはり「腕を触られた」という感覚を生むことになる。それは通常は腕を刺激したときにその信号が到達する部位であるため、脳がそのように錯覚ないし勘違いする、というわけである。

ここからがＢＬの実験なのだが、患者の感覚野の皮膚（たとえば腕）に対応する部位に弱い電流を流してみたのだ。するとそれを〇・五秒、つまり五〇〇ミリ秒以上刺激し続けないと、その人はその刺激に気がつかなかったという（といってもその「気づき」とはもちろん、「腕を触られた」いう錯覚なわけであるが）。次にＢＬは実際に腕を刺激してみた。すると一〇から二〇ミリ秒程度の短い間の刺激で患者はそれを感じた（これは常識的にも理解できる。皮膚をほんの一瞬触っても、私たちはそれを感じることができる。五〇〇ミリ秒ほど触り続けないと感じない、ということは普通は起きないのだ）。しかしここで興味深いのは、その短時間の皮膚の刺激でも、その時の脳波を見ると五〇〇ミリ秒程度の電気反応が脳にあって、ようやく感覚が生じたのである。

ここの部分についてわかりやすい例えを用いてみよう。来訪者がある家を訪れる。家の主人はあいにく耳が遠くて、ブザーがある程度長い間鳴らないとそれに気が付かない。だから来訪者がほんの短い間、戸口のブザーを鳴らしても、奥の居間にいる家の主人は気が付かないことになる。しかしこのブザーはうまくできていて、一

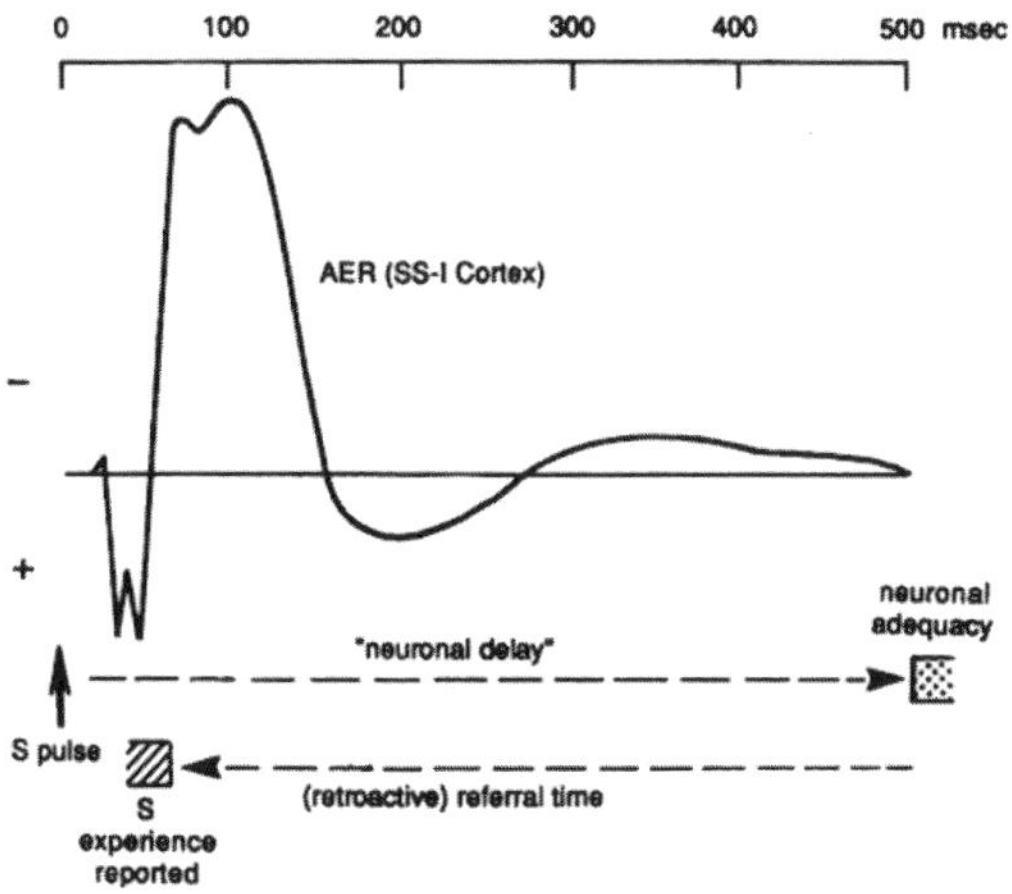

図3-2　前掲書より

度短く押されても、居間のブザーは〇・五秒ほど鳴りつづける仕組みになっているのだ。こうすることでやっと主人を起こすことができる。この例では来訪者のブザーが腕の皮膚の刺激に、そして居間にいる主人がそれに気が付くことが意識化されることに例えられていることは言うまでもない。

さてBLの実験で最も興味深いのは次の点だ。この場合被検者は、五〇〇ミリ秒の遅れがなかった、という錯覚を起こしているということなのだ。再び来訪者の比喩を用いると、家の主人はブザーが〇・五秒鳴りつづけたことでようやく反応するとしても、その遅れに気が付かない。「〇・五秒など鳴りつづけていないぞ。パッとなった瞬間にはすでに気が付いていたのだ」と主張（ただし錯覚）するのだ。そのことを示しているのが上の図であるが、一番下の（retroactive）referral time というのがこの五〇〇ミリ秒に相当する。

ここの部分がBLの実験のもっとも信じがたい部分であるのだが、皆さんも腕の皮膚を鉛筆の先か何かで軽くつついて刺激してみてほしい。それを自分で眺めている限り、どう考えても鉛筆の芯が皮膚に触れた瞬間にそれを感じていると思うだろう。ところがBLの実験に基づけば、それが錯覚であるという。脳は確実に鉛筆が皮膚に触れた瞬間の五〇〇ミリ秒ほどのちにそれを感じているにもかかわらず、自動的にサバを読んでしまうのだ。

この説明に納得がいかないという人は、次のような実験をするといいだろう。目をつぶって誰か協力者に腕を鉛筆の先でそっとつついてもらう。そして刺激を感じた瞬間に「痛い！」と声をあげるとしよう。その協力者は鉛筆で刺激した瞬間と「痛い！」という声の間の五〇〇ミリ秒のずれをかなり明確に感じるはずである。

ちなみにこのＢＬの実験を非常に簡潔にまとめたサイトがある。詳しくはそちらを参照していただきたい（http://www.yamcha.jp/ymc/DSC_sure.html?bbsid=1&sureid=63&l=23）。

ＢＬの実験が示唆する「脳の主体性」

ＢＬの実験は、ある意味では私たちの心についての理解を根底から覆す可能性を秘めている。彼の実験の内容を追うと、そもそも私たちが意図的に何かを行うということや、私たちが持っているはずの主体性といった意味がわからなくなるだろう。気まぐれにある瞬間にパッと指を動かしていたはずなのに、すでに脳が先回りをしてそのお膳立てをしている。ということは、私たちが主体的に何かを行っているというのは錯覚で、脳が勝手にそれを行っているということだろう。それでは私たちは真に主体的な行為を行うことができるのだろうか？　結局主体的なのは脳、ということになるのだろうか？　たとえるなら、意識がいつ指を動かすかを決める際に、自分がサイコロを振って出た目に従ってその瞬間を決めようとしているのに、実は脳がすでにサイコロを振って、それをいつにするかを決めている、とでも言うことができるだろうか。

この問いに明白な答えはないが、少なくともＢＬの実験以降、私たちは無邪気に自分たちの持つ意識の主体性ということを想定できなくなっていることも事実だ。ただしこれは私たちが主体的に行っていると思い込んでいた事柄に疑問符がつけられるといった場合であり、それ以外なら私たちが「脳の主体性」を比較的認めやすい例もあるのである。それはたとえば創作活動であり、夢の過程である。優れた創作活動を行う人の多くが、創作した内容は、「向こうからやってきた」という体験を語ることが知られている。どこかですでに作られたものがやってくる、ポン、と訪れる、と彼らは言うのだ。

偉大な作曲家モーツァルトの例を見てみよう。モーツァルトは、一人でいる時に曲が浮かんでくるということがよくあり、それをコントロールすることは難しかったという。曲は出てくるときは自然に浮かんできて勝手に自らを構成していく。そして楽曲がほぼ出来上がった状態で、例えるならば鞄に入っている曲を次々と取り出して楽譜に書き写すだけ、というような体験をしたという（Perry Keenlyside: Life of Wolfgang Amadeus Mozart (Audio CD). Naxos Audio Books, Unabridged edition.）。そう、創造的な体験の多くは脳が勝手にそれを行っていて、意識は受け身的にそれを受け取るという感じなのだ。

もちろん私はモーツァルトの楽曲が出来上がるまでに〇・五秒かかって、それから意識に表れるのだ、という説を主張しているわけではない。おそらくもっと多くの時間が、その働きが意識化されることのないような脳の場所で費やされ、最終的な楽曲の形になるのであろうと思う。

作曲家や小説家などの多くが同様の体験を持つために、おそらく彼らは自分たちが主体的に作品を作る、という意識が稀薄なのではないだろうか？　むしろ作品は神から授かる、という意識のほうが強いはずだ。特殊な才能のことを「天賦の才」と呼ぶが、これも同様のニュアンスをもつ。

精神分析における無意識の概念との関連

ＢＬの実験が示す事柄が見直しを迫るものとして、精神分析的な無意識の概念がある。無意識はフロイトが一〇〇年以上前に提唱した精神分析理論の根幹に位置する概念である。フロイトは無意識にさまざまな欲動や願望やファンタジーが存在すると考え、それを精神分析療法により自由連想を通じて表現し、解放することが治療であると考えていた。この無意識の概念は現在でも精神分析の分野では依然として重要な意味を持つ。ただし分析以外の心理療法、たとえば認知行動療法などでは、無意識という概念を用いることはなく、自動思考、スキーマ、といったそれに類似の心の働きを論じる傾向にある。

ＢＬの実験が示唆しているのは、心の働きは意識的な活動に先立つプロセスとしてとらえるべきであるということだ。私はこれまでそれを「脳」と表現してきたわけだが、実はこれも正確ではない。もちろんそのプロセスは脳で生じるが、意識的なプロセスもまた「脳」で生じることに変わりないからだ。そこでもう少し正確な言い方をするならば、それは（脳の）意識的な活動以外の部分という意味での「意識外の活動」、ないしは「非意識的活動」、というべきものになる。もし意識的な活動を氷山の一角とするならば、こちらの方はそれ以外の膨大な脳の活動をさすことになるだろう。ではそれはフロイト的な無意識とはどう違うのだろうか？

そもそもフロイトの無意識は、ドイツ語の原語では das Unbewusste、英語では unconscious であり、意識 Bewusste, conscious の否定形である。その意味ではこの日本語訳は「非意識」がより正確だということになろう。すると先ほど私が用いた意識外、非意識という考えと事実上同じということにもなりかねない。しかしフロイトの無意識は、「意識的な活動以外」という膨大なものではなく、その中である種の特定な性質を持ったものというニュアンスがある。フロイトによれば、無意識とは意識化することに抵抗のある事柄が抑圧された結果として生まれたものである。だからこそそれは形を変えて、すなわち症状や、過ちや冗談などの形で表現されることを選ぶのである。

それに対してＢＬの実験によりその存在が示されるような意識外の活動は、抑圧という名のバリアーを必ずしも想定してはいない。ＢＬの実験において「さあ、ボタンを押そう」という意思が生まれる際、先立つ脳の動きはそれを準備するという役割を負う。そこで生まれつつあるのは、その意思の前駆体ともいえるべきものであり、抑圧という抵抗を通過することで変形する以前のもの、というわけではない。

モーツァルトが「フィガロの結婚」のメロディーが頭から流れ出るままに大急ぎで楽譜に書き写した時、彼は無意識の生み出したものをそのまま意識的に承認し、それを譜面に表したことになる。いずれの場合も、意識外から意識的な活動に移行する際に特に一律に変形は考えないのだ。もちろんＢＬの議論は、フロイトの無意識内容にみられるような変形を経て意識に上るものの存在も否定しないであろうが、それはより一般的で日常的に起きている心の働きについて論じたものなのである。

以上のように考えると、意識的な活動は脳の活動を「自分自身が生み出したもの」と思い込んでいるというのがその際立った特徴と言えるだろう。しかし真相は意識外の活動が実は主であり、意識的な活動は、自分を主と錯覚しているが従である、というわけである。

「受動意識仮説」——意識とは錯覚である

ＢＬの実験と精神分析的な無意識との関係は、臨床とも深いかかわりを持つので、後に「臨床心理士へのアドバイス」でもう少し論じるとして、意識的な活動についての受動的な性質を一番うまく説明する理論を紹介する。それは、私が高く評価している前野隆司氏による「受動意識仮説」である。代表的な著書で彼は、ひとことで言えば次のような説を披露している（『脳はなぜ「心」を作ったのか——「私」の謎を解く受動意識仮説』筑摩書房、二〇〇四）。

> どうして私が私であって、私でなくはないのか、どうして私が意識を持っているのか、などは、哲学の根本的問題であり、いまだに解決しているとはいえない。ただひとつのわかりやすい答えの導き方があり、それは意識を持って

いるというのが一種の錯覚であると理解することだ。私たちの意識のあり方が極めて受動的なものであり、私が意図的に思考し、決断し、行動していると思っていることも、私たちがある意味で脳の活動を受動的に体験していることが、あたかも能動的な体験として感じられているだけなのである。

この前野先生の心の理論を一言でいうと、それは「ボトムアップ」のシステムであるということだ。トップとは意識的な活動、つまり五感での体験や身体運動であり、ボトムとは、それを成立させるような膨大な情報を扱う脳のネットワーク、とでもいえるだろう。私たちは、最も高いレベルの心の機能は自由意志である、と考えやすい。自分が好きなことを思い、好きなように感じるからこそ、私たちは人として生きているという実感を持つのだろう。私たちの体の運動や感覚の体験も、それに従属し、それから派生すると考えやすい。それがトップダウンの考え方だ。ところがこの前野説はそれと正反対のことを提唱している。

そもそも脳はニューロンと神経線維からなる膨大なネットワークにより成立している。そこでは無数のタスクが同時並行的に行われている。それらを担当するのが、サブ・ネットワーク（ネットワークの小さな単位）であり、そこで各瞬間にさまざまな決断が下されている。それを私たちは自分が決めている、と錯覚しているだけ、ということになる。そしてこの考え方は、先ほどの「トップダウン」式の考え方とは大きく異なるのだ。

ところでこのＢＬの実験について心からわかっていない、と私は本章の最初に告白した。そのことについても触れたい。私は一〇年ほど前にこのＢＬの自由意志の実験を読んで興味を持ち、自分でも自由意志で「今だ！」と手を動かそうと何度かしてみた。ところがそこで気がついたのは、心はやはり「準備する」ことを止めることができないということなのである。時計の秒針を眺めて、自分が「今だ！」と思った瞬間を覚えておこうとすると、「よし、あの針が『5』を指した瞬間に自由意志である『今だ！』を発揮しよう」などと考えている。自由な瞬間を選ぶ準備をしてしまっているのだ。これでは〇・五秒前どころか、ずっと前に私の脳は活動を始めているように思えるのだ。何度やってもそうなる。私は本当はＢＬの実験の本質を分かっていないのかもしれない……。

◉臨床心理士へのアドバイス

心理療法家にとって、「無意識をどのように理解するのか?」は重要な課題である。それは特に精神分析的な教育やトレーニングを経験していない心理士にとっても同じであろう。何しろわが国の心理士で、精神分析の影響を少しも受けていない人のほうがまれなのである。そしてその精神分析の基本前提は、無意識が意識的な心のあり方や行動を大きく規定する、ということだ。精神分析理論をどの程度詳しく学んでいるか、あるいは無意識という概念にどの程度シンパシーを持っているかは別として、おそらく多くの心理臨床家はこの前提をある程度は容認せざるをえないだろう。心の隅に追いやっている考えが、結果的に私たちの行動を規定するということがあるのを、人はある程度は実感として持っているものだ。

そのような一つの例として疾病利得という現象をあげよう。身体的、精神的な症状は、それらによって直面化を避けることができることがあれば、ことさらに誇張されて体験される傾向にある。だから出たくない会議があると、頭痛や体のだるさがより深刻に体験されたりする。多くの場合、その事情は観察している療法家にはかなり明らかでも、来談者本人には意識されないことが多い。だから「あなたはいやなことを避けるために症状を大げさに表現していませんか?」などとたずねると彼は憤慨するだろう。

意識していないことが行動を左右するということは、療法家の側にもしばしば起きる。たとえば来談者に向けるさまざまな感情は、それが意識化されずに無意識レベルにとどまっているとしても、療法家の意図的な行動を大きく左右することがある。苦手な来談者のセッションを間違って五分間早く切り上げてしまったという経験を持つ療法家もいるだろうが、それなどはいい例である（苦手な来談者のセッションなので、それが表れないようにといつの間にか慎重になりすぎて、終了時間をオーバーしてしまう、という例でも結局は同じことである）。

さてこの分析的な基本前提とBLの実験とはどのように関係するのか。

BLがその一部を明らかにしたのは、「脳と心の関係はいかなるものか？」ということだ。ある瞬間に意思を発動したと思ったら、脳はそれより半秒前にすでに動いている。ということはその意思発動を準備し、お膳立てをしたのは脳である。すでに述べたように、この脳の活動は「意識外の活動」というべきものである。フロイトの無意識とはその「意識外の活動」の中のさらに限定されるもの、とした。ではこのことと、上に述べた精神分析の原則は矛盾するのだろうか。

一見BLの実験の結果は、精神分析とは異なる方向を指しているように思える。BLの実験とは言い換えれば、脳がサイコロを転がしているのに、意識はそれを受けて自発的にそれを決めた、と感じるということだ。そもそも人の心は常にそのように働いているらしいのだ。とすれば来談者の話を聞く心理士も、その言動の一つ一つにあまり意味を見出しても仕方がない、ということになりはしないか？　脳の決断の受け手としての意識に「どうして～したんですか？」とか「あなたが～した理由を考えましょう」という問いかけは、意識が言い訳をするという性質を助長することになりかねないだろう。それよりはスタンスとしては、「あなたが～したことについて、何か思い出すことは？」と連想を広げたり、「あなたが～したことについて、今後はどうなさろうと考えますか？」と将来について一緒に考えたりすることが重要になってくる。そこには、脳という宇宙の仕組みを少しでも知り、それに翻弄されることなく生きていくための方策を考えるプロセスがある。

このようにBLの実験は心の動きのランダム性を説いたことになるが、ここで一つ考えてほしい。時として脳のサイコロの振り方にはバイアスがかかることがある。それがたとえば来談者への感情であったりする。そしてそのバイアスにも意識は気づかない可能性があるのだ。すると今度はそれを知る必要がやはり生じる。それが基本的にはサイコロである部分はあきらめる。しかしそのサイコロに施されている「仕込み」には注意を向けることになるのだ。

その意味では、ＢＬの実験と精神分析理論が図らずも符合している点を見出すことができるのである。意識は受身的であること。その内容は自分が決めたと思っているのが錯覚だということ。ただし受動的であるということを時々、自由連想などで垣間見ているということ。フロイトにとっても、この感覚はあったに違いない。唯一いえることは、それを析出する脳というのは、フロイト的な無意識の法則に必ずしも従ってはいないということである。

＊　＊　＊

この「臨床心理士へのアドバイス」では、少しは理論から離れて書くつもりであるが、本章ではやや理屈っぽくなった。ここで少し実践的な話をしよう。ＢＬの実験を知るようになってから、私は来談者に話して安心してもらうテーマをひとつ持つことができた。それは「私たちは死ぬ瞬間を体験しないですむ」ということだ。非常に多くの場合、私たちは死ぬまさにその瞬間を体験することがないからだ。これを話すと安心する人は少なくない。

一〇年以上前にニューヨークで起きた「９１１」の事件を今でも鮮やかに覚えている人は多いだろう。そして旅客機がビルに突入する映像を見て、それを操っているテロリストや、その乗客にわが身を置いたという体験がゼロの人はいないはずだ。旅客機がビルの中腹に突入し、一瞬にして粉々になってビルの中に吸い込まれていった。おそらく一秒の何十分の一かのうちに、人々の身体は、旅客機の機体とビルを構成している建材や中の家具、そして中で働いていた人々すべては、超高温で融合したわけだ。この苦しみを体験した人はいただろうか？　たとえ一瞬でも？

幸いにして答えは「ノー」である。なぜなら人はそれを体験するまでに約〇・五秒かかるし、その前に死んでしまうからである。乗客に、そしてテロリストに最後に体験されたのは、突入の〇・五秒前までなのである。

もし私たちの死の恐怖が、その直前の極限に近い苦痛を体験することへの恐れにあるとしたら、それから私たちは実質的に解放されている。たとえ高いビルからまっさかさまに落ちて地面に身体をたたきつけられるとしても、その瞬間を体験するときにはすでに私たちは死んでいるのである。体中の骨が一瞬にして粉々になる際の極限の痛みを体験することは絶対にない。

最近たまたま『死に方のコツ』という本（高柳和江著、小学館文庫、二〇〇二）を読んだが、なるほど評判になる本だけあり、死ぬことへの恐怖がかなり軽減されるような考え方がたくさん書いてある。そこに私はこのBLの教訓を付け加えたいほどだ。「死ぬ瞬間を体験することはありえない」と。体験することのないことを恐れる必要はないということだ。死ぬ瞬間を体験しないということは、ちょうど私たちが毎晩眠りにつく瞬間を体験できないということと同じである。

第4章　サイコパスは「異常な脳」の持ち主なのか？

「殺人者精神病」という概念

狂気にはいろいろある。しかし一部の殺人者の陥る狂気ほど絶望的なものはない。たとえばこの章を準備中の二〇一二年六月に起きた事件。大阪の心斎橋の路上で二人を刺し殺した男が吐いた言葉が、「(自分では)死にきれず、人を殺してしまえば死刑になると思って刺した」である。これほどに恐ろしく、また救いがたい狂気があるだろうか。

この章ではいわゆるサイコパス、あるいは犯罪者性格を持つ人たちの脳の異常について論じるが、文章中に出てくるサイコパス、犯罪者性格、反社会性パーソナリティなどについての言葉の定義は後回しにして、まず殺人を犯した人たちについての話から始める。

わが国を代表する精神医学者の一人、福島章氏の著作に『殺人という病』(金剛出版、二〇〇三)がある。彼は数多くの殺人者の精神鑑定を通して、殺人行為はそれだけで一つの疾患単位を形成するのではないか、という考えに至ったという。それがこの著書の趣旨であるが、殺人という、多くの場合は一回限りの行為を主症状とした病気がありうるのか、というのは難しい問題であろう。そのせいか専門家の間でも福島氏のこの概念は評価が定まっていないようである。しかし私はこの本に愛着を持っている。

福島章氏がこの本に先立って書いた論文（「殺人者の脳と人格障害」（『こころの科学』九三号、六一―六五頁）が私にはとても印象深かったことを思い出す。この論文で福島氏が語っているのは、彼自身がこの考えに至った経緯である。もともと犯罪心理学以外にも精神分析や甘え理論に関連した論考を書いていた同氏は、ある意味では「文系」だったのだが、その考えが大きく変わったのが、その間に発達したＣＴやＭＲＩなどの画像診断による成果であったという。

「殺人者の半数以上に脳の形態異常があるのに比べて、殺人以外の犯罪者のそれは十四％にすぎない……。」

福島論文によれば、それらは「クモ膜嚢胞が最も多く、これに孔脳症、小回転症などの質的異常がみられ、さらに脳室・脳溝の年齢不相応の拡大や、その左右差などの量的異常であった」とされている。さらに彼らには非特異的な脳波異常も多く見られたという。

この事実に愕然とした福島氏は、殺人者の脳の異常という問題に興味を移していく。私が特に感銘を受けたのは、本来は精神病理学や精神分析、天才の研究、文化論など脳とは無縁の分野に関心を向けていた氏が、画像診断や脳波などの示すものに率直に影響を受け、ある意味では極端な器質論者と見られかねない立場をとるようになったことである。自分のこれまでの研究分野を離れて新しい知見を取り入れて方向転換するということは、いったんある分野で名を成した大家にとっては極めて難しい。老大家たちが学問の世界に及ぼす弊害のひとつは、彼らが若いころに得た名声と影響力そのままに、新しい知見に頑強に抵抗し、若い人々を惑わし続けることなのだ。宇宙は拡張し続けるという、今では常識である概念に、最後まで反対し続けたアインシュタインのようにである。

それはともかくとして、もう少し福島先生の説に耳を傾けよう。以下は『殺人という病』からの引用を用いる。彼は「主として心理‐社会的次元の要因だけを考える従来のような記述的な研究だけでは不十分で、脳という生物学的な要因を十分に考慮し、生物‐心理‐社会的要因を総合する考察」が必要であるとする（七頁）。さらに殺人者の精神鑑定ではしばしば鑑定医により診断がまちまちであることをあげ、むしろ殺人者精神病murderer's insanityという概念を提唱する。そしてその主症状は殺人行為である、という。

私の理解が浅いかもしれないが、この殺人者精神病という概念は、トートロジカル（同語反復的）なところが問題なように思える。「殺人を犯す人の生活史はバラバラで、反社会的な人はその一部にすぎない。いわば彼らは殺人をするという共通した症状を持つのだ」、つまり「殺人者は殺人という症状を持つ病気だ」。これでは殺人を犯した人の示すほかの症状や生活史上の特徴の共通性を見出し、一つの疾患概念として抽出するというプロセスを無視した、いわば自明で中身が薄い疾患概念ということになる。「彼はどうして殺人を犯したのでしょう？」「殺人精神病だったからです。以上。」

ちなみに私はこの「殺人者精神病」の概念は、殺人を常習としている人には成立しうると考える。いわゆる連続殺人犯である。殺人を「症状」として抽出するためには、それがその人にとってパターン化していることが必要だからだ。しかし多くの殺人犯はそうではない。犯罪白書（平成二二年度版、法務省）によれば、殺人の六・三%が同種重大事犯、すなわち殺人を犯した者によるという。また殺人者の粗暴犯（暴行・傷害・脅迫・恐喝・凶器準備集合）の再犯率は五・五%であるという。ということは、それ以外の大部分の人は常習ではない、一回限りの犯行ということになる。もちろん殺人の後は服役期間が長く、再犯の余地がそれだけ低くなるのであろうが、それにしても多くの殺人事件に常習性はないと考えることができる。

極端な例かもしれないが、リストカットを繰り返す人にリストカット症候群という診断を考えたとしても、過去にリストカットを一回行っただけの人にその診断をあてはめることはできないだろう。殺人者精神病という概念にはそのようなニュアンスがある。

ロンブローゾは時代の先取りをしていた？

福島氏の「殺人者精神病」はしかし、改めて私たちに殺人者たちの脳の異常についての関心を呼び起こす。殺人が「病気」であるかは別として、殺人を犯しやすい人々（私が本章で「サイコパス」と呼ぶ人たちの少なくとも一部がこれに相当する）の脳に何らかの異常所見がみられるということは、今では定説になっている。しかしこれはかなり最近の話でもある。以前は犯罪者には身体的な特徴があるという説は偏見であるとされていた。その一つを紹介しよう。

チェーザレ・ロンブローゾ（Cesare Lombroso, 1835–1909）は一九世紀のイタリアの精神医学者である。私が精神科医になったころは、ロンブローゾの説は一種の「トンデモ」扱いされていた。犯罪を犯す人たちには脳の形に異常があるという彼の説は、この上もない偏見とみなされていたのである。彼は『天才と狂気（Genio e follia）』（一八六四）で骨相学や人類学、遺伝学などを駆使して、人間の身体的な特徴と犯罪との相関性を調べたという。彼は膨大な数の犯罪者の頭蓋骨を調べ、また数多くの受刑者の風貌や骨格を調べて、彼らには一定の身体的・精神的特徴（Stigmata）が認められる」とした。ちなみにこのStigmataとはヒステリーの概念にも用いられた、かなり偏見に満ちた用語である。それはどんな所見だったのか。

ロンブローゾが身体的特徴としてあげたのは、「大きな眼窩」「高い頬骨」など一八の項目であった。さらには精神的特徴としては「痛覚の鈍麻」「強い自己顕示欲」などを列挙したという。またこれらの特徴は人類よりもむしろ類人猿において多くみられことから、犯罪者たちは原始人の遺伝的特徴が隔世遺伝（atavism）によって再現した、いわゆる先祖返りと説明することができるとした。

さまざまな議論を引き起こした、問題の多いロンブローゾの説ではあるが、ある意味では現在の議論の先取りをしていたということにもなろう。というのも脳の形態学的特徴に関するデータは、現在さまざまな精神疾患に関して得られるようになってきているからである。

サイコパスと脳の異常の関係

最近ロイター通信が次のような研究を伝えている（http://www.reuters.com/article/2012/05/07/us-brains-psychopaths-idUSBRE8460ZQ20120507）。

〝Study finds psychopaths have distinct brain structure（サイコパス〔精神病質者〕たちが特異な脳構造をしているという研究）〟

この記事のさわりを私なりにちょっと訳してみよう。

「殺人やレイプや暴行により起訴された人々たちの脳のスキャンにより、サイコパスたちは特異な脳の構造を有していることがわかったという。ロンドンキングスカレッジ精神医学研究所のブラックウッドらの研究によると、そのような所見は彼らをその他の暴力的な犯罪者とも区別するほどだそうだ。それが内側前頭皮質と側頭極である。これらの部位は、他人に対する共感に関連し、倫理的な行動について考えるときに活動する場所といわれる。サイコパスたちの脳は、これらの部分の灰白質（つまり脳細胞の密集している部分）の量が少ないという。こうなると認知行動療法的なアプローチもできないことになる。ちなみにこのことは司法のシステムとも関連してくる。というのはこれらの人々を脳の異常であると知ることで、これらの犯罪者が心神耗弱ということで無罪放免になってしまう可能性があるからだという。」

ブラックウッドの研究をもう少し詳しく見てみよう。ＭＲＩを用いた研究では、四四人の暴力的な犯罪者を対象としたが、そのうち一七人がＡＳＰＤ（反社会性パーソナリティ障害）とサイコパスの両方の基準を満たし、あとの二七人はどちらも満たさなかったという。それを二二人の正常人と比べると、サイコパスたちにおいては、先ほど述べた二つの場所の灰白質の量が顕著に減っていたというのだ。ちなみにこれらの部位がおかされると他人に対する共感をもてなくなり、恐れに対する反応が鈍くなり、罪悪感とか恥ずかしさなどの自意識感情を欠くことになるといわれる。

そもそもＡＳＰＤとは？　サイコパスとは？

そろそろ用語の説明が必要になってきた。これまでに殺人精神病、サイコパス、ＡＳＰＤ、犯罪者性格など、いろいろな言葉を明確な区別なしに本章に登場させてきたからだ。さらにサイコパスについては、それを直訳した「精神病質」という表現も用いられることがある。これらの言葉には混同や重複がみられ、また専門家の立場によっても使い分けの仕方が異なるのも確かだ。

まずＤＳＭというアメリカの精神科診断の「バイブル」により比較的明確に定義されているＡＳＰＤについて。改めて言うが、これは antisocial personality disorder の頭文字で、日本語では「反社会性パーソナリティ障害」のことである。ＤＳＭの診断基準によれば、彼らは暴力的で衝動的、うそをつき、社会的ルールを守ることができず、人の気持ちに共感できない、などの特徴を持つ人々をさす。ちょっとお友達になりたくない人たち、過去にＤＶや犯罪歴を持っていそうな人たちである。

ではサイコパスとは何か？　こちらは一般的な定義からすれば、衝動的で人の気持ちに共感できず、他人に対して残忍な行為を行う……。あれ、何かＡＳＰＤとあまり変わりがないではないか？　確かにそうなのだ。しかし歴史的にはＡＳＰＤよりずっと古いのがサイコパスの概念である。本家本元はこちらの方だ。昔から moral insanity「道徳的な狂気」と称されていたものがこれである。精神医学の世界では、統合失調症や躁うつ病などが明確に定義される前から、罪を犯すような人たちをひとまとめにする概念が成立していた。おそらく社会にとってはちょっと変った人々よりは、害悪を及ぼす人々をいち早くラベリングする必要性があったからだろう。それがサイコパスである。

サイコパスとはもちろん外来語であり、正確にはpsychopathy、あるいはsociopathyという表現が用いられる（psyhoとは精神、pathとは病気を意味する）。日本の精神科医の間では、ドイツの精神医学者クルト・シュナイダーの概念である「情性欠如者 gemutlose」という言い方も同義として扱われた。他方のＡＳＰＤは一九八〇年のＤＳＭ‐Ⅲから登場し、「犯罪を犯したり人に暴力をふるう人たち」一般のプロフィールを代表したようなところがある。

さてこれら両者の区別であるが、事実サイコパスという用語はしばしばＡＳＰＤと混同して用いられる傾向があるし、ＩＣＤ‐10のように両者を同列に扱う診断基準もある。しかし一般的にはＡＳＰＤが行動面から明らかな所見に留まるのに対して、サイコパスはさらに内面的な特徴、たとえば罪悪感の欠如や冷酷さなどに重きが置かれている。だからあえて両者を区別する際は、サイコパスの方がより深刻で内面的な病理をさすというニュアンスがある。つまりＡＳＰＤの中でより深刻な人たちがサイコパス、という理解の仕方が一応可能であろう。

そこで以下にサイコパスという表現に絞って論じよう。サイコパスの最大の特徴はその冷酷さであると考えられる。より年少から罪を犯し、より複合的な犯罪行為にかかわり、矯正のための行動プログラムに反応をしないという。彼らは痛みによる処罰などにも反応せず、平然としているために行動療法的なアプローチがそもそも極めて難しいという問題がある。

サイコパスたちを責めることができるのか？

さて殺人者精神病の話からはじめてサイコパスについて論じた私の趣旨が、ここまででだいたいわかってもらえるだろう。福島章氏の殺人精神病は、このサイコパスのプロフィールと大きく重なるのである。ただし一回限りの、出来心での殺人ではなく、本人の生来の冷酷な性格の帰結として殺人を犯してしまった人たちこそが、サイコパスの基準を満たすと考えるべきである。そしてそこには脳の形態上の異常が見られるということであった。その異常として福島氏が指摘したのはかなり多岐にわたる異常であったが（クモ膜嚢胞、孔脳症、小回転症、脳室・脳溝の拡大や左右差など）、ブラックウッドらの詳細な研究によれば、それが内側前頭皮質と側頭極の灰白質の容積の小ささ、という形でさらに特定されている。

このようにサイコパスたちが持つ冷酷さや非共感性などは、少なくとも部分的には彼らが生まれつき持っていた脳の異常によるものだということになるが、実はこの問題は、私たちを深刻な混乱に導きいれる可能性がある。もしサイコパスたちが脳に障害を負った人たちであったら、彼らは病気の犠牲者、被害者というふうにも考えられる。そうだとしたら、私たちは彼らが犯すさまざまな犯罪について、それを彼らの責任に帰することはできるのだろうか？　それは生まれつきさまざまなハンディキャップを担った人たちを責め、罪を問うて社会から隔離することとどう違うのだろうか？　難しい問題であるが、極めて重要な課題を投げかけていることは確かである。

私たちの中のサイコパス？

ところでサイコパスに興味を持つ人にとって必読の書がある。それがロバート・ヘアという心理学博士の『診断名サイコパス――身近にひそむ異常人格者たち』という本で、わが国でも翻訳が出ている（ハヤカワ文庫N

F、二〇〇〇)。ヘアはこの分野での大家で、彼の著作はサイコパスという概念が一般の人々にも知られるのに大きな貢献をしたが、若干それが行き過ぎだったという批判もあるという。それは、サイコパスが私たちの生活で出会う人の中に数多く存在するという印象を与えすぎたというわけだ。彼はあるインタビューで答えている(http://healthland.time.com/2011/06/03/mind-reading-when-you-go-hunting-for-psychopaths-they-turn-up-everywhere/)。それによれば、サイコパスは一般人の一〇〇人に一人だが、ビジネスリーダーたちに限ってみると、その率は四倍に跳ね上がるという。確かに彼らは有能であればあるほど、一定の能力にたけていることを表している可能性がある。それは利益を追求するうえで、必要とあれば一気に何千人もの従業員を解雇して路頭に迷わせることができる能力である。事実サイコパスを調べるテストの項目の中は、ビジネスに関しては「正解」なものも多いという。いわば資本主義ではサイコパス的にふるまえばふるまうほど利益があげられるということらしい。これについてはたとえば日本でのオレオレ詐欺の現状を考えてみよう。あれほど巧妙にやればやるほどもうかる「商売」はないと言える。もちろん許しがたい犯罪行為であることは言うまでもない。

これについては、最近次のような興味深いニュースが伝えられたことをご存知の方もいるかもしれない。

「勝ち組」はジコチュー？　米研究者ら実験で確認

お金持ちで高学歴、社会的地位も高い「勝ち組」ほど、ルールを守らず反倫理的な振る舞いをする――。米国とカナダの研究チームが、延べ約一千人を対象にした七種類の実験と調査から、こう結論づけた。二八日の米科学アカデミー紀要に発表する。

実験は心理学などの専門家らが行った。まず「ゲーム」と偽って、サイコロの目に応じて賞金を出す心理学的な実験をした。この結果、社会的な階層が高い人ほど、自分に有利になるよう実際より高い点数を申告する割合が多かった。ほかに、企業の採用面接官の役割を演じてもらう実験で、企業側に不利な条件を隠し通せる人の割合も、社会的階層が高い人ほど統計的に有意に多かった。別の実験では、休憩時に「子ども用に用意された」キャンディーをたくさんポケットに入れる人の割合も同じ結果が出た（朝日新聞デジタル、二〇一二年二月二八日　http://www.asahi.com/science/update/0228/TKY201202270655.html）。

もちろんこれらのキャンディー好きの人々のすべてがサイコパスだとは言えないだろう。しかしおそらく彼らの多くは「プチ・サイコパス」と考えてもいいのかもしれない。物事には何でも程度がある。サイコパスにも「ちょいワル」程度から連続殺人犯までのスペクトラムがあるはずだ。そしていわゆる社会的成功者の中には、比較的軽症の人たちが見られてもおかしくない。

これに関して、二〇一二年に某週刊誌で話題になった某大物政治家の妻の手記のことを思い出していただきたい。やっぱりか、という感じである。家族のことも、有権者のことも考えず、ひたすら虚栄心を満たすだけの人物。政治の世界もまた「プチ・サイコパス」率は案外高いのかもしれない。本章を読んだ皆さんはおそらく次のような点が気になるかもしれない。ある種の政治家たちもまた、脳に異常があるのだろうか？　そのうち「国会議員に立候補するに当たっては、内側前頭前野と側頭極の大きさが一定以上であるという医師の証明が必要となります」という法律ができるかもしれない……もちろん冗談である。

サイコパスは治療可能か？

ところでサイコパスに脳の形態異常があるとしたら、それは生まれつきの脳の障害である可能性が高くなるが、もしそうであるとしたら、それを治療するという試みはあまり意味がないことにはならないだろうか？　そのように考えるのも無理はない。しかし現在のように脳の画像技術が発達していない時代には、サイコパスたちの治療可能性について悲観的にならず、彼らを真剣に「治療」しようという試みが少なからずあった。

一九六〇年代にアメリカのある精神科医がサイコパスたちに、ある治療的な実験を行うことを考えたという。彼が考えたのは、「サイコパスたちは表層の正常さの下に狂気を抱えているのであり、それを表面に出すことが治療になるだろう」ということだった。その精神科医は「トータルエンカウンターカプセル」と称する小部屋にサイコパスたちを入れて、服をすべて脱がせ、大量のＬＳＤを投与し、お互いを革バンドで括り付けたという。そしてエンカウンターグループのようなことをやったらしい。つまり心の中を洗い出し、互いの結びつきを確認しあい、涙を流し、といったプロセスだったのだろうと想像する。一説には後にそのグループに参加したサイコパスたちの再犯率を調べると、さらにひどく（八〇％）なっていたとも言われる。つまり彼らはこの実験により悪化していたわけだ。そこで彼らが学んだのは、他人に対する共感をどのように形の上だけで演じるか、ということだけだったという。

これについては以下のサイトと文献が参考になる。

http://healthland.time.com/2011/06/03/mind-reading-when-you-go-hunting-for-psychopaths-they-turn-up-everywhere/

Nielsen, RF. (2006) Total Encounters the Life and Times of the Mental Health Centre Penetanguishene McMaster University Press.

サイコパスの問題は、オキシトシンともアスペルガー症候群ともつながる

サイコパスの問題は、これまでに論じたオキシトシンの話とも、アスペルガー障害の話とも、そして話が複雑になるが、ナルシシズム（自己愛）との問題とも複雑に絡み合っている。要は他人の心、特に痛みを感じる能力

の欠如に関連した病理をどうとらえるか、ということになる。サイコパスもアスペルガーもいずれも男性に生じやすいとされるが、そこで想像できる最悪の男性像は目も当てられない。まず発達障害としてアスペルガー障害を持ち、内側前頭皮質の容積が小さく、そしてオキシトシンの受容体が人一倍少なく、しかも幼少時に虐待を受けていて世界に対する恨みを抱いているというものだろう。しかしそれだけでは足りない。彼が同時に生まれつき知的能力に優れ、または何らかの才能に恵まれていて、あるいは権力者の血縁であるというだけで人に影響を与えたり支配する地位についてしまった場合などどうだろうか。まさに才能と権力と冷血さを備えたモンスターが出来上がるわけだが、歴史とはこの種の人間により支配されていた部分が多いのではないか。ヒトラーは、織田信長は、この種の男性像とどこまで重なっていたのだろうか？　いずれにせよ私は再びいつもの嘆息を漏らすしかない。「男は本当にどうしようもない……」

◉臨床心理士へのアドバイス

養老孟司先生の『バカの壁』（新潮新書、二〇〇三）にこんなくだりがある。

「たとえば容易に想像できるのは、仮に犯罪者の脳を調べて、そこに何らかの畸形が認められた場合、彼をどう扱うべきか、という問題が生じてきます。連続幼女殺害犯の宮崎勤は三回も精神鑑定を受けている。彼の脳のCTをとってみればわかることだってあるのではないか。」「ところが、司法当局、検察はそれをやるのを非常に嫌がります。なぜならこの手の裁判は、単に彼を死刑にするという筋書きのもとに動いているものだからです。延々とやっている裁判は、結局のところある種の儀式に近い。そこに横から、CT云々といえば、心神耗弱で自由の身ということに繋がるのではないか、という恐れがある。だから検察は嫌がる。」（一五〇―一五一頁）

この養老先生の記述を読んで、心理士の方々はどのように感じるだろうか。その多くはこの検察官たちのような心境にあると自覚するだろう。凶悪犯を非難の目を持ってみることは心理士も一般人も変わりない。職業柄彼らに共感を示すという立場におかれることは少ないからだ。サイコパスや連続殺人犯が心理士のオフィスを訪れてセラピーを受けるということはほとんどありえないからである。心理士が扱うのはサイコパスやその傾向を持った人々の犠牲者である場合の方が、はるかに多いだろう。

もちろん心理士の中には、少年鑑別所の鑑別技官という立場にある人もいるはずだ。彼らは「鑑別面接」を行う中で、「少年を明るく静かな環境において、少年が安んじて審判を受けられるようにする」（少年鑑別所処遇規則）ために働くことになる。技官は凶悪な罪を犯した少年も患者に接するようにして扱う必要があるために、その一部を占めるであろう若いサイコパスたちに対する態度もおのずと一般の心理士とは異なる可能性がある。しかしそのような特殊な状況にない限り、心理士はサイコパスたちを社会の敵、同時に患者たちにとっての敵、として扱うことになるだろう。

しかしこれはダブルスタンダードではないのか？　サイコパスも脳の障害の犠牲者ではないのか？　精神障害の犠牲者を一方で援助しながら、サイコパスを社会の敵とみなすのは矛盾していないだろうか？　サイコパスたちの脳の形態異常について知った私たちが考えなくてはならないのは、この問題である。サイコパスは脳の障害を持った人である、という認識は、実は私たち臨床家にとっても非常に居心地の悪いものであるだろう。というのも私たちが持っている勧善懲悪という観念の根拠を奪ってしまうからだ。

社会正義を考える場合、他人に害悪をもたらす人々、つまり「悪い人々」が一定の割合で社会に存在するということは想定せざるをえない。それらの人々が罪を犯した場合、それに見合う懲罰を与える、つまり「懲らしめる」というシステムなしに成立する社会を私たちは知らない（もしそのような社会が歴史上存在したとしても、ごく短期間で終わってしまったはずである)。その場合、その「悪い人々」の犯罪は故意に行われたということが前提となる。つまりそれは他人に強制されたものでもなければ、病気のせいで行ったわけでもないということだ。さもなければ私たちはその人を罰することに罪悪感を覚えてしまう。

さてそこにサイコパスが登場する。彼は「私はこの人をいたぶって殺すことを選択しました。私は狂気に襲われたのではありません。私は正気でそれを行ったのです」と言う。ところがその人の脳のMRI画像を取ってみると、その一部がしっかり委縮しているのである。その画像を見た脳神経外科医は顔をしかめて、「これはひどい……。これではあのような行為をしても無理はないだろう」とつぶやく。彼は生まれつきの脳障害の結果として残虐な犯罪行為に及んだのだろうか。だとしたら私たちは彼を「悪人」として断罪できるのだろうか?

これに関連して思い出されるのが、二〇一一年にノルウェーで数十人の人々を殺戮して世界を震撼させた犯人アンネシュ・ブレイビクである。彼は「自分は正気だ!」と言って、心神耗弱として精神病院に送られることに強硬に抵抗を示しているという。彼が受けた二つの精神鑑定がまったく別の結果であったこともまた深く考えさせる。一つは統合失調症、もう一つは正気。つまり後者はブレイビクの意見に一致しているわけだ。しかし彼の脳の画像をもし取ったとしたら、かなり怪しいであろう、と私は踏んでいる。それに「自分は正気である」と主張しているところが、逆に彼の病理を裏づけしているという考えも成り立つだろう。

先ほども述べたが、幸いなことに、サイコパスたちが心理士のもとに治療に訪れることはまずないと言っていい。もし私の病気を治してほしい、と言ってきたサイコパスがいたとしたら、おそらく彼は本当の意味ではサイコパスではないのである。あるいはその裏に何らかのたくらみを持っている可能性が高い。だから心理士はサイコパスたちを「悪人」として扱うことをやめなくても当面は不都合はない。サイコパスの犠牲者たちの心理療法に専念すればいいのである。しかし脳科学者は、精神医学者は、そしてとくにforensic psychiatrist(司法精神医学者)たちは、彼らが病者として扱われるべきかどうかについて今後も頭を悩ませていくことになる。

最後に一言。サイコパスの脳の異常の問題は、心理士が来談者を受け入れるとはどういうことかについても疑問を投げかける。目の前の来談者がサイコパスではないとしても、実は心理士にとって道義的に許されないような行為を過去に行っていたらどうだろう？　近親者に暴力を振るい、あるいは犯罪行為に走り、しかも全然反省の色が見えないとしたら。それらの行動を起こす来談者に、治療者はどこまで共感の糸を保つことができるのだろうか？　あるいは共感の限界を示すことが治療なのか……？

サイコパスの存在が提供する素材は尽きないのである。

第5章　ニューラルネットワークとしての脳

精神科医として仕事をしていると、人の心について考える機会が多い。そしてその結果として私は私なりに「脳の働きはこんなふうになっているのだろう」という大体の感覚を持つようになっている。もちろん仮説的なものだし、詳細はわからない。ただ全体の輪郭がある程度はぼんやりとつかめている気がする。

この感覚は宇宙についての感覚と似ているかもしれない。宇宙にはなぞが多く、知れば知るほどわからないことが出てくる。しかし物理学の進歩によりある種のイメージ、何がわからないのかも含めた、ぼんやりとした輪郭のようなものを私たちは持つにいたっている。それは途方もなく遠い昔に時間とともに始まり、今もどんどん広がっていて、おそらく通常の意味での「果て」は存在しない……そんな感じだ。

ニューラルネットワークとは？

脳の詳しい構造はわからないまでも、一つ確かなことは、それが巨大な神経のネットワークであるということだ。脳全体で一〇〇〇億とも言われる神経細胞の一つ一つが、他の数多くの神経細胞（ニューロン）と神経線維を介して連絡している。それぞれの神経線維は、シナプスという部位を通じて連絡している神経細胞に電気的刺激を送り、その神経細胞の発火を抑制したり、促進したりしている。そのような膨大な数の神経細胞と神経線維により成立している巨大ネットワークをニューラルネットワークとよぶ。現在では脳のあり方をとらえる図式としてこのニューラルネットワークモデルが非常に注目されている。

このニューラルネットワークモデルは、仮説というよりは現実の脳の姿そのものを表していると言える。脳の構造を知るためのさまざまな技術が進歩するにつれ、神経細胞のネットワークとしての脳の現実的なあり方が、徐々に解明されつつあるが、それはこのモデルを裏切るものではなく、ますますそのあり方を鮮明にしているのだ。脳をいくら細かく分析しても、神経細胞と神経線維しかない。それらを構造的に支えている神経膠細胞（グリア）は別として、であるが。もちろん神経細胞そのものの内部に入っていくと、それ自体が一つの宇宙なのだが、全体の構造としては神経細胞と神経線維という二種類の部品からなるニューラルネットワークの形をとることには変わりない。

神経細胞の一つ一つがほかの神経細胞とどのような連携を取っているかについては、それを細かく分析することはおよそ不可能ではあるが、その輪郭を追う手立ては少しずつ整っている。一つは「拡散テンソル画像（diffusion tensor imaging: DTI）」という手法で、神経細胞同士を結んでいる神経繊維の中を動く水分子に焦点を当て、マッピングするという。すると以下のような画像が得られる。脳を中央から切断して横から見た際の輪郭をこれに重ね合わせていただきたい。もとの図には虹色の繊維のようなものが見えるのだが、それは神経線維の走っている方向をわかりやすく色づけしたものであ

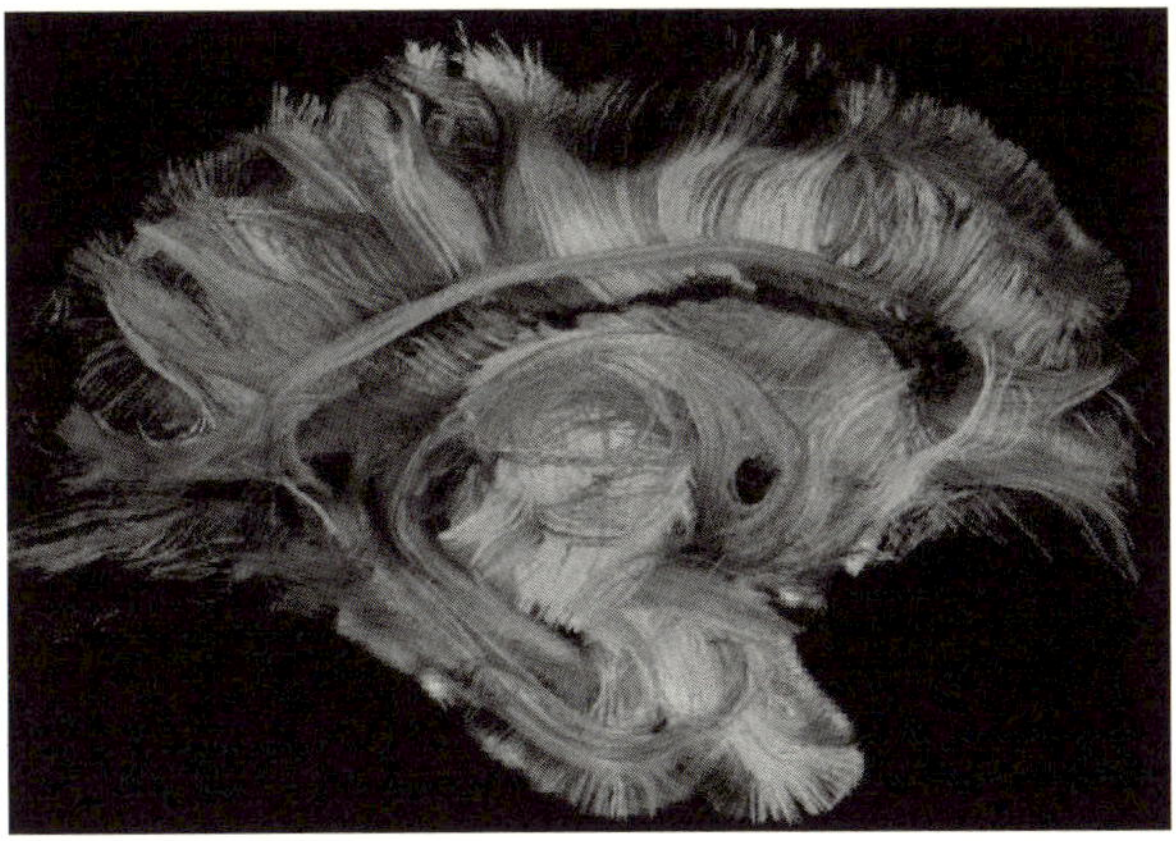

図5-1　http://committedparent.wordpress.com/2008/08/15/on-neuro-gastro-integration/ より

る。その細い繊維の一本一本が、神経細胞から発しているということになる。

　ただしこのような図を見ただけではネットワークという印象は得られないかもしれない。ネットワーク的な構造は、表層の大脳皮質に集中して存在するからだ。それでは大脳皮質にある神経細胞間の結びつきを、これらのＤＴＩの画像から割り出すことはできないか？　実はそのようなテーマを研究する「コネクトミクス（connectomics）」と呼ばれている学問の分野がすでに成立している。そして研究により次第に分かってきたのは、大脳の後部内側に一つのネットワークのセンターが存在し、それが左右半球にまたがっているということである。

　この分野でインディアナ大学とオランダのチームが、二〇一一年一一月二日に出版された The Journal of Neuroscience に画期的な論文を発表した。それに掲載された画像が素晴らしいので紹介する。

　この研究は二十一人の脳の活動のＭＲＩ画像を合成することで得られたという。これを見る限り脳にはたくさんのハブがあることがわかる。「ハブ」とは、そこを一つの中心として多くの神経細胞が連絡をしあっている部分である。たくさんの連絡便が出る「ハブ空港」などと同じと考えればよい。そしてその中でも十二のハブが特に多くの情報をお互いに交換する。それらは、左右の上前頭皮質、上側頭皮質、そして皮質下の海馬や視床などである。これらを著者たちは「お金持ちクラブ」と呼び、脳の情報交換はこの十二のハブを中心に行われるという（van den Heuvel, MP and Sporns, O: Rich-Club Organization of the Human Connectome. The Journal of

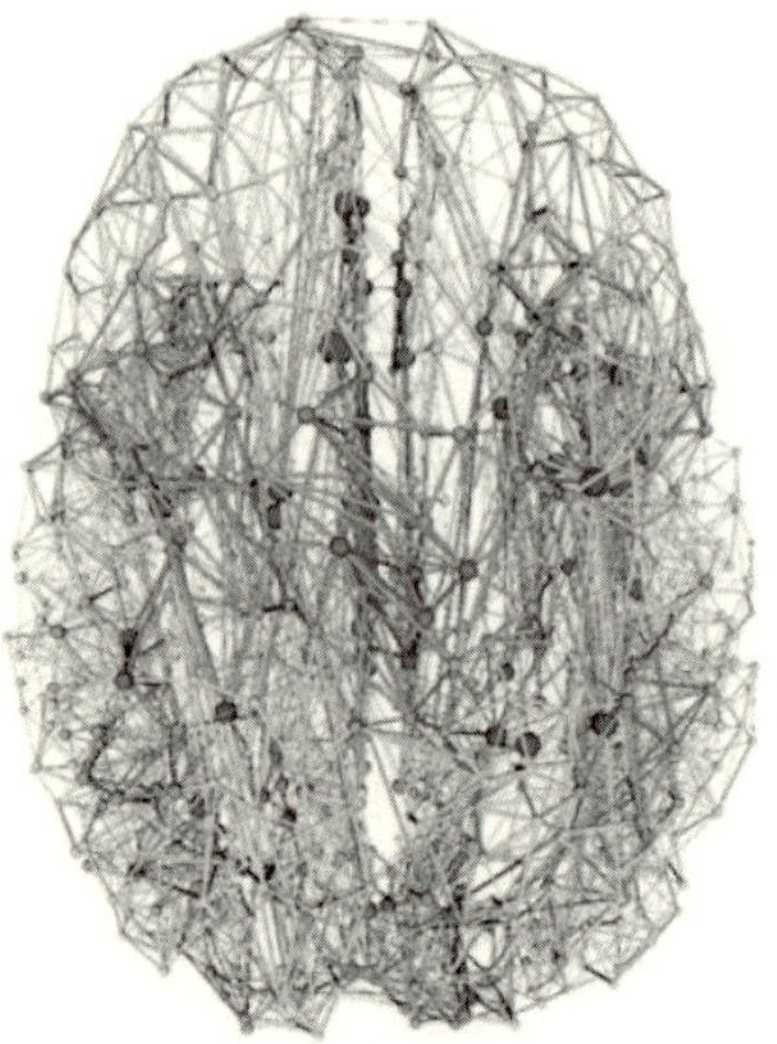

図5–2　http://www.scientificamerican.com/gallery_directory.cfm?photo_id=70669B02-9E06-A500-D55E65529708E864 より

Neuroscience, 2 November 2011, 31: 15775-15786)。

　このようにネットワーク上に生じていることは、想像を絶するほどに複雑で錯綜しているが、少しでもわかりやすくするために、一つの比喩を考えてみる。それを地球にたとえて考えるのだ。人間一人ひとりが神経細胞の一つ一つに相当するとしよう。地球上の人口一〇〇億足らずとすると、一〇〇〇億の神経細胞とは、非常に大雑把な話だがオーダーとしてはあまり変わらないものとみなせる。そしてそれぞれの人が何人かとメールや電話で通信をしているような状態が、多くの神経細胞との間にネットワークを築いている個々の神経細胞のあり方ということになる。

　このように考えると、いくつかの神経細胞同士が行うコミュニケーションは、たとえば人々の間で生まれる噂話、地方の集会やデモ行進などに相当するだろう。それらは、その規模が小さい場合には世界的レベルではほとんど無視される。しかしたとえば国同士の戦争とかオリンピックとかアメリカの大統領選挙、ということになると、それがＣＮＮなどのニュースに流され世界レベルでの話題となる。それが「意識される内容」と考えることができるかもしれない。

　そして、個々の人々の中に圧倒的な影響力や情報発信能力を持つ人が現れ、それらの人々の発言はすぐにニュースになるだろう。一国の大統領や映画俳優やサッカー界のヒーローなど。それが先ほどの研究に出てくる「お金持ちクラブ」のメンバーということになる。

ニューラルネットワークと自律性

　脳をニューラルネットワークとして捉えることは、脳の実像の解明に向かった大きな一歩といえるであろう。しかしそれでも永久に解決しない問題がある。それは意識とは何か、というテーマだ。「意識の難問（hard problem of consciousness)」（チャーマーズ）と言われる通り、私たちの意識が生まれる過程は現在のいかなる脳科学を持ってしても十分に説明されつくすことはありえない。ただしそのハードプロブレムに一歩近づくヒントは与えられているように思う。それは巨大なニューラルネットワークはそれ自身が、意識を析出するという性質を持っているということだ。第三章の「マインド・タイム」のBLの実験を思い出していただきたい。指を動かそうとする意思は、それを意識する〇・五秒前にどこかで作られた。あの時はその意思は「脳で」あるいは「意識外で」作られるという言い方をしておいたが、それは最終的には「ニューラルネットワークにおいて」と表現するのが一番収まりがいいのではないか。なぜならBLの実験で拾った脳波とは、ネットワークを流れる信号の存在を表しているからだ。すると意識とはニューラルネットワーク内の活動の帰結といっていい。そしてその意識がどれだけ複雑で重層的かは、そのネットワークの緻密さによるのである。そのことは自然界に存在する動物において観察される意識の存在と、それを生み出す中枢神経系の複雑さとの関係から容易に想像できることだ。

　ところでこのハードプロブレムの一番難しい部分は、意識が主観的な体験であること、すなわち外部から証明できないということである。このことはたとえば次のような疑問として表れる。

　昆虫に意識はあるだろうか？　あるいはネズミに意識はあるだろうか？

　昆虫となると精巧なロボットとあまり変わらないから、意識がなくてもいい、という人がいるだろう。しかしペットとしても飼えるくらいの知能を有するネズミなら、いかにも意識を持っていそうに思える。それが犬ともなると、確実に持っていると感じられるだろう。感情も表現するし、しっかりとした意志も示すし、性格もそれぞれの犬ごとに違うのだから……。しかし問題はそれを証明のしようがないことである。言葉が話せないからだろうか？　否、お互いに言葉を交わせる人間でさえ、相手が自分が持っているような意識を有するということを究極的に証明する方法はないのである。

そこでひとまず意識の問題を、ニューラルネットワークの有する自律性という問題に置き換えるというのが私の提案だ。自律性とは、それがあたかも独自の意図を持っているかのごとく振る舞うという意味だ。この「かのごとく」がミソである。そのように見えるのであれば、とりあえずは自律性と呼んでいいかもしれない。それでも昆虫では、精巧なロボットが外界の刺激による反射と本能としてプログラムされた行動と、そして後は内部の乱数表か何かに従って動いているようにもみえ、自律的、という感じは完全には持てないかもしれない。しかしネズミや犬となると、その自律性は疑いようもない。そしてそれがニューラルネットワークの産物なのである。なぜなら生物の自律性こそは、それが有する中枢神経系の複雑さとまぎれもなく対応しているからである。

それでは改めて意識とは何か。意識とは自律性を持ったネットワークが、錯覚として体験するものに他ならない、というのが私の見解である。そしてこれには同様の見解がすでに示されている。その一つが第三章で紹介した前野隆司氏の「受動意識仮説」である。

ニューラルネットワークの自律性と能動的な体験

ニューラルネットワークの持つ自律性ということに言及したが、これについてはさらに説明が必要になるだろう。まずその自律性をもっとも典型的な形で表しているのが、私たち自身が能動的と感じる体験である。ネットワークの自律性は、「自分が今~をしている」という感じを生む。これは前野流にいえば錯覚、ということになるが、それでもネットワークの自律性が主体の能動性に切れ目なく連続していることを意味する。

私たちがあることを意図して行う時、「自分が今これをしているのだ」という感覚は通常ならごく自然に生じる。たとえば手を伸ばして目の前のコップを取り上げる、という動作を考えよう。コップを取り上げたあなたは、普通ならそれを自分の自由意志で行ったということについては、疑問を抱かないはずである。

しかしこのような動作を細かく見た場合には、実はそれがかなり自動的で無意識的な行動の連続により成立していることに気が付くだろう。そもそも最初の手を伸ばすという行為からして、どこまで純粋に自発的になされたかはわからない。あたかも私たちの意識は「手を伸ばす行動をする命令をいつでもいいから体に出しなさい」という命令を脳に投げかけて、あとは脳が勝手にサイコロを転がして、その瞬間を適当に決めて行っているかのようなところがある。そしてここが大事なのだが、いざ手を伸ばすという行動が開始すると、私たちはそれを意外に思うのではなく「ほら、私が意図したとおりに手を伸ばし始めているぞ」という能動感を得る。これが錯覚である可能性についての根拠を、私たちはBLの実験を通して学んだのである。被験者に、「指を好きなときに動かすように」と指示すると、ある瞬間にそれを自分に命令したと感じた人の脳の脳波は、実は必ずそれより〇五秒先立っている、という実験1だ。そしていったんコップに手を伸ばし始めたら、どこまで手を伸ばすか、コップをどの程度の握力でつかむか、などの細かい情報は実は小脳や大脳基底核に入力されている。決して自分が意図してそれらを決めているわけではない。それはそれらの部位の障害を持つと、この簡単な作業の遂行がまったく不可能になってしまうことからもわかるのである。

このように考えると目の前のコップをつかむという能動的な行為でさえ、どこまでが自分の能動性の発揮されたものなのか、どこまで脳が自動的、無意識的に行っているのか、という問題はたちまち見えにくくなってしまうのである。それでもとりあえず、私たちはそれらを能動的な行動と思い込んでいるのだ。

この思い込みによる能動性の感覚はさまざまな行為に及ぶことが知られる。たとえば私たちが歩いたり呼吸したりするという行為は、かなりの部分が自動的、無意識的に行われているが、それでも「自分が呼吸をしている、歩いている」という感覚を与えるだろう。無意識的に行っている、ということは脳の呼吸中枢や運動野からの信号が必ずしも私たちの意識野に上っていない、ということであるが、それでも私たちはそれを自発的に行っている、という感覚を持つのだ。ちょうど政界の派閥の長は、秘書のやっていることにいちいち関与をしていなくても、自分の指示で行っているのだ、という感覚を持つように（それにしてはいったん違法な政治献金などの問題が生じると、「秘書が勝手にやった」と、急にそちらの方の「自律性」を主張し始めるのは非常に不思議な現象といわなくてはならない）。

無意識的に行っていても能動感が伴うような行動というと、たとえば陸上競技のスタートなどは好例である。陸上競技では号砲による合図から〇・一秒以内に競技者が反応するとフライングと判定される。正常なら音に対する身体的な反応は医学的に見てそれ以上かかることが知られているからだ。いつ来るかわからない刺激を待ち構えている場合には、普通の人で反応するのに〇・二秒ほどはかかるとされる。「光源が光ったらボタンを押すという単純な反応を調べると、一流選手でさえ〇・二秒かかります。そこから青と赤ふたつのランプを用意したり、選択肢が増えると反応時間は増加していきます。しかも全身運動の場合だと、単純反応に約〇・一秒がプラスされます」（生島淳「新世代スポーツ総研　剛速球を科学する――人間は何キロの球まで打てる?」http://number.bunshun.jp/articles/-/12200 より）。

それなのにトップアスリートの場合はこれが〇・一秒まで圧縮されていくわけである。それはまさに、脳が号砲の音を聞いてから足の筋肉を収縮させるというループにバイパスを設けていくプロセスである。そしてそれは当然意識的なプロセスを迂回していく。それでもアスリートは「自分はピストルの音を聞いてスタートしたのだ」という能動的な感覚を持つであろう。ところがそれはピストルの音を聞いて、一歩踏み出した後に事後的に、いわば錯覚として作られるといっていいのだ。

錯覚としての能動性への左脳の関与

錯覚による能動性ということに関して、私は前書『脳科学と心の臨床』で、「言い訳する左脳」として記載している。左脳とは不思議なもので、右脳主導でやったことを把握して、それに言い訳を付けるという役目を持つ。人は自分自身の行動を観察して、あるいは思い出して「それは～と思ったからです」と理由付けする能力を持っているのだ。これも一種の錯覚としての能動感といえるだろう。

この左脳の性質については、分断脳による実験がそれを顕著に示す。分断脳とは、右脳と左脳をつなぐ脳梁が切断された状態をいう。そのような人に対して実験を行うと聞いて、読者は「左右の脳を切り離す、なんてずいぶんひどいことをするな」と思うだろうが、癲癇発作の広がりを抑えるという治療的な目的でそのような手術が行われることがある。そのような人に実験に協力してもらうのだ。ちなみに分断脳の状態の人に会って話しても、驚くほどに普通の印象を持つはずだ。つくづく脳は不思議な臓器である。

さてその状態にある人の右脳にだけある種の指示を出す。これは決して難しいことではない。左側の視野に示された情報は右脳に入って行くことがわかっているから、左の視野のみに指示を与える文字を見せればいいのである。その目的で作られた特殊なボードにたとえば「立ち上がって歩きなさい」と書く。すると被験者は実際に立ち上がって歩き出す。そこで左脳に「なぜ歩き出したのですか?」と尋ねる。これは単に口で問えばいい。言語野のある左脳の方がその言葉を理解するからである。すると被験者は「ちょっと飲み物を取りに行きたかったのです」などと適当なことを答えることが知られている。左右の脳が切断された状態だから、左脳は右脳に「歩きなさい」という指示が出ていることは知らないはずである。ということは左脳は自分の行動を見てから理由づけをしていることになる。平然と、ごく自然にそれを行うのだ。

もちろん通常の私たちの脳は左右がつながっている。しかしそれでも似たようなことが生じている可能性がある。右脳がある動機を持って行動を起こし、左脳はもっぱら「自分は～という理由でそれをやったのだ」と理由づけをし、実際にそのように信じ込むということが生じていることは十分想像されるのだ。たとえば右脳は仕事に退屈をして気晴らしのために立ち上がって歩こうとしたとしても、左脳は意味もなく立ち上がるだけでは体裁が悪いので、「飲み物でも買いに行くか」と周囲にも自分にも言い聞かせる、というふうにである。

さてこの分断脳の例が「能動的な体験は、実は脳が勝手にサイコロを転がしているのだ」とどうつながるのか？　それは行動が分断脳の例のようにたとえ「他の脳」に促されたものであっても、脳はそれを能動的なものと信じ込むという性質があることを示しているのだ。

能動的でも無意識的な行動はある

ここで改めて考えよう。能動的な行為と意識的な行為とは同じものなのだろうか？　当たり前な質問のようだが、実は微妙な問題でもある。これまでの話からも、能動感を伴っていても、意識されにくい行動は数多くあることになるからだ。たとえば上の例に示したような、歩く、という行為はどうか？　私たちは普通歩いている時、「まず右足を出して、ええっと、次は左足を出して……」と意識的に歩いているわけではない。ということは、これは半ば無意識的な行為ということになる。しかしそれはやはり能動的な行為に感じられる。なぜなら「ではあなたは歩くつもりはなかったんですか？　誰かに歩か**さ**れ**て**い**た**のですか？」と問われれば、「いえ、そんなことはありません。ちゃんと自分で歩いていましたよ」と答えるだろうからだ。つまり私たちは能動的だが無意識的な行為についてもその存在を半ば認めていることになるのだ。

ではそもそも意識的な行動とは何か？　脳科学的にいえば、意識的な行動とは前頭前野の活動を伴っているものだということになる。最近は意識を考える代わりに、いわゆるワーキングメモリー（作業記憶）を想定する傾向にあるが、これはある意味で非常にわかりやすい。電話番号などを一生懸命に復唱しているような行為こそ、紛れもなく意識的な行動といえるからだ。

そのワーキングメモリーの機能をつかさどっているのは、前頭葉の中でも前部帯状回と背外側前頭前野の相互作用と考えられている。逆にいえば、ここの活動を伴っていないような行動は、あまり意識野に上っていない可能性が高い。それでもそこに能動感（つまり自分がやっているのだという感覚）が残るのは、最初はそれが意識的に行われ、徐々に脳のほかの部分により自動化されていったからだと考えることができる。

同じ歩く、という行為でも、それが意識的な行為から無意識的、自動的な行為に変換していく例を考えることができる。しばらく病床で過ごした人が、リハビリで歩行訓練をする際を考えてみよう。彼にとっては最初の一歩はかなり意識的なものとなるはずだ。足をどの方向にどれだけ力を込めて出すかを考えながら行う行為は、まさに能動的といえる。前部帯状回もフル回転していることだろう。ところがそのうちその作業に慣れ、それが当たり前になって来ると、前頭葉はその作業の多くを他の部位（大脳基底核、小脳など）に任せてしまう。でも「自分がやっているのだ」感は残存するのである。

創造的な過程

ネットワークの自律性の表れとして、創造的な活動について考えよう。第三章でもふれたモーツァルトの例である。彼は一人でいる時に頭に曲が浮かんでくるということがよくあり、それをコントロールすることが難しかったという。そしてそれらの曲が出てくるときは、勝手に自らを構成していったそうだ。そして彼は、楽曲がほぼ出来上がった状態でかばんに入っているのを次々と取り出して楽譜に書き写すだけ、というような体験をしたという（Perry Keenlyside: Life of Wolfgang Amadeus Mozart. (Audio CD) Naxos Audio Books; Unabridged edition, 1997）。そう、創造的な体験の多くは脳が勝手にそれを行っていて、意識は受け身的にそれを受け取るという感じなのだ。

かつて人気作家の村上春樹氏が自分の創作の過程について語っているのを読んだことがある。いまだにそのソースを探し当てられないでいるが、確かこんな話だった。

「私にとっての創作は、頭の中の登場人物が勝手に動くのを見ているということです。それを私は見て、小説にしていくのです。そうするためにはたとえば一人スペインのどこかの宿屋に泊まり、どこからも連絡が来ないようにして小説を仕上げるのです。」

正確な引用かどうかはともかく、彼の言葉から読み取れるのは次のようなことだ。創作活動のプロセスを見ればわかる通り、私たちが創り出している作品の主要部分は、実は脳によって自動的に作られているのである。それはネットワークの自律性の一つの典型例なのである。もちろんそこに意識の関与がまったくないというわけではない。村上春樹氏だって、頭の中の登場人物がまったく勝手に動くに任せているわけではないだろう。その流れを整理し、順序を整えて、人に受け入れやすくしているのは意識の働きであろう。その章立てを考えたり、漢字を一生懸命思い出そうとしているときは、前頭葉が活発に働いているはずだ。ただそのもとになる素材はすでに自律的に脳で作り上げられているのである。

創造的な活動が、脳のどこの部分でどのように生じるかはわからない。私の知る限りそれに関する定説はまだない。ここからは私の想像であるが、それは脳の中の膨大な記憶情報の中から、それ自身の性質として自然に醸成されるものではないだろうか？　少しわかりやすい例として、作曲を考えよう。ある長さのメロディーラインが浮かぶとき、それはこれまで記憶したことのあるメロディーの断片の繋ぎ合わせだったり、その変形だったりする。あるいはあるメロディーAの前半とメロディーBの後半の接合されたものかもしれない。その中である種の美的な価値を持った、つまりは美しいメロディーが、それ自身の持つ刺激のために意識野に浮かんでくる。人が聞いて素敵だというメロディーは、それ自身が私たちの快感中枢や扁桃核を刺激するのであろう。そしてメロディーラインの切断や接合は、それらの記憶の断片が存在すると考えられる大脳皮質の聴覚野で自然に、「勝手に」醸成されるのだ。

ところでこのプロセスはタンパク質の合成のプロセスに似ているといってもいい。生命は酵素を必要とし、酵素はタンパク質から構成される。そのタンパク質が自然の中から、自然そのもののはたらきによって生まれてきた、という仮設を打ち出したのが、オパーリンという旧ソ連の科学者である。オパーリンの説を推し進めたのが、一九五三年、シカゴ大学ハロルド・ユーリーの研究室に属していたスタンリー・ミラーの行った実験で、「ユーリー・ミラーの実験」として知られている。難しい話は省略するが、原始地球の大気組成を作り出し、そこに放電を起こし、一週間後にアミノ酸が生じていることを示したという。

もちろん脳の中で放電が起きたり、雷が落ちたりということは起きていないが、おそらく無数の知覚情報、思考内容の離散集合が自然に起きている可能性がある。これは仮説というよりは、こう考えないと説明できないものがあまりにも多いという意味では、半ば理論的に必然性を伴ったプロセスである。その典型が、夢の過程なのだ。

◉臨床心理士へのアドバイス

ニューラルネットワークに畏敬の念を持つべし

私の個人的な体験を書くならば、心とは脳だ、脳とはニューラルネットワークだ、と割り切ったことで、心に対する見方が大きく変わってしまった。私は本来精神分析家であるが、精神分析的な人間観に不足していると感じられた部分、逆に過剰な部分、精神分析を学んでいるだけでは腑に落ちない問題の多くは、ニューラルネットワークモデルの中にかなり畳み込むことができたと考えている。

ただしそれはこのモデルを絶対視することではない。ニューラルネットワーク自体にはわからないことが膨大にある。というよりほとんど暗黒大陸状態と言っていいだろう。しかしそれを一つの図式として採用することで、私自身は精神分析に対する疑問をより相対化してとらえることができるようになったと考えている。ここでもう少し付け加えれば、私にとってニューラルネットワークは単なるモデルではない。いわば現実のあり方そのもの、なのである。ちょうど物質が元素により構成されているというのは、理論というよりは発見された事実であり、現実の姿であるように。心が神経ネットワークの集積から析出されるということ自体もやはり厳然たる事実である。

心理士は来談者の連想を通してさまざまなことを耳にする。精神分析的な理解ではそれらがどのような無意識を表現しているかに常に注意を払うことになる。特にその連想の内容が、理由は不明ながらも本人にある種の強いインパクトを与えたなら、かなり無理をしてまでもその無意識的な意味を追求しようとするであろうし、そうしないことに後ろめたさを感じるものだ。しかしネットワークの自律性が教えてくれるのは、私たちは無意識からのメッセージをあまり読み取ろうと頑張らなくてもいい、もう少しゆったり構えてもいい、ということだ。私たちの連想やファンタジーや夢は、ある種の偶然性と何らかの必然性を両方伴って創造される。そこには最初から意味を見いだせないことも多いのである。たとえばある作曲家の心に一つのメロディーが浮かんだとするならば、その旋律が細部にわたって何かを象徴していると考えるだろうか、あるいはそうすることは重要だろうか？　それと同じことである。

さてここで無意識とニューラルネットワークとの関係について問うてみよう。実は私はこの章で「無意識的」という表現は何度か用いているが、「無意識」という用語は避けてきている。「無意識的」というと「気がつかないうちに」という口語的な表現ということで済まされるが、「無意識」となると第三章でも問題にしたフロイト精神分析の概念になってきてしまうので、混乱を避ける意味でもこれまでは用いていなかったのだ。しかし心の問題を扱う心理士は分析的な考えになじんでいるはずであるから、この無意識とニューラルネットワークとの関係についても一応考えておかなくてはならない。

では改めて、無意識とニューラルネットワークとの関係は？　この答えはある意味では簡素で、別の意味では複雑にならざるをえない。簡素な答え方としては、無意識的な活動とは、「基本的にはニューラルネットワークの自律的な活動の一部の、意識化された部分を除くすべてが相当します」というものだ。ただしこれはあくまでも意識されないという意味で「無意識的」という形容詞がついている活動をさす。

他方複雑な答えとして、フロイト的な無意識については、それがネットワーク内に存在するかどうかも不明としか言えない、ということになる。フロイトの考えた「無意識」は、そこに意識化したり直面したりすることに抵抗を覚えるような心の内容を抑圧しておく場所、という意味であるが、そのような場所がネットワーク上に存在するかと言えば、かなり証明が難しい問題となる。抑圧という現象をネットワーク的に説明する手段も十分に存在していないと言わざるをえない。

結局私が心理士に対して伝えたい教訓は以下のとおりである。精神分析的な無意識概念は広大で深遠で、多くのトレーニングを積んでもその探求を十分にできる保証のない領域である。そこでひとまず来談者が意識的な言語活動以外の活動、すなわち無意識的な活動について、それを私たちのあずかり知らない自律的なニューラルネットワークの産物として理解することのメリットを、まず考えていただきたい。

第6章　夢と脳科学

今朝は壮大な夢を見て目が覚めた……。起きてしばらくはそのパノラマのように展開する内容を思い出し、そこに暗示されたさまざまな真理（のごとく感じられるもの）の奥深さに胸打たれ、自分はなんと凄いものを見たのだろう?と呆然としている。しかし……感動の記憶を残したまま細部がどんどん抜け落ちていく。そのうち、「あれは何だったんだろう?」と首をかしげながら布団から抜け出すのである。

夢の過程は、私たちの精神活動の中で最も複雑なもののひとつである。その内容は奇抜で、時には意味深で暗示的で、時にはグロテスクでまったくナンセンスである。これこそがネットワークの自律性のひとつの典型的な表れといえるのだ。しかし心の臨床では、やはり夢は別格の扱いを受けてしかるべきであろう。そこでここに新たに章を設けて、夢の問題について論じたい。

フロイトが作り上げた精神分析理論は、夢がきわめて秩序だった意味の生成過程であるという前提の上に成り立っていた。それ以来精神分析家の多くが、そしておそらくそれ以上に多くの患者が、夢の内容から意味を見出そうとして頭を悩ませてきた（この傾向はもちろんユング派で顕著であろうが、私は詳しくないので語ることができない）。しかし夢の理論がフロイト以来長足の進歩を遂げたということを私たちは聞かない。たとえば「葉巻という夢の内容が一九九〇年代において何を最も象徴しているかについての実証的な研究」……などというものは存在しないのである。

そのような夢の研究の歴史に、一つのセンセーショナルな影響を与えたのが、ハーバード大学のマッカーリーとホブソンの提唱した「賦活化・生成仮説」というものである（アラン・ホブソン著、冬樹純子訳『夢の科学――そのとき脳は何をしているのか？』講談社ブルーバックス、二〇〇三）。

一九七七年の説であるから、三五年前ということになり、もう相当古い説だ。実はこれは前書『脳科学と心の臨床』に短い形で記載してあるので少し引用しよう。

アラン・ホブソンというハーバードの研究者は、一九七〇年代に、夢に関する独自の仮説を提出した。それが賦活化・生成仮説 activation-synthesis hypothesis と呼ばれるものであった。それは、REM睡眠中は主として脳幹からPGO波といわれるパルスがランダムに脳を活性化し、それが夢と関係しているのではないかという説である。脳はいわば自分自身を刺激してさまざまなイメージを生み出し、それをつなげる形でストーリーを作る。それが夢であり、その具体的な素材には特に象徴的な意味はないというわけである。

ホブソンはまた、睡眠中の神経伝達物質の切り替わりにも注目した。覚醒時に活躍する神経伝達物質であるノルエピネフリンとセロトニンは、REM睡眠中はアセチルコリンへとスイッチすることで、運動神経の信号は遮断されることになり、体は動けなくなる。またノルエピネフリンとセロトニンは理性的な判断や記憶に欠かせないが、それが遮断されることで夢はあれだけ荒唐無稽で、しかもなかなか記憶を残すことができないという。

この仮説は少なくともそれまで多くの人に信じられていたフロイトの仮説に対する正面切ったアンチテーゼということができる。

以上のホブソンの理論にはあまり海馬の話は出てこないが、最近の夢理論は、より海馬に焦点を当てたものとなっている。海馬ではさまざまな昼間の体験の記憶が、鋳型に記されて保存されているという事情を［前書『脳科学と心の臨床』で］説明したが、夢の際は日中の記憶のさまざまな組み換えがなされ、それが夢に反映しているらしい。池谷裕二氏は海馬についての第一線での研究者であるが、彼によれば夢では海馬が中心となって、日中の体験を引き出し、その断片をでたらめに組み合わせているということである（池谷他、二〇〇二）。たとえば断片的な記憶が五つあり、それが時系列的にはA、B、C、D、Eという順番で起きたとする。すると夢ではAにはCを、DにはBを、というふうにつなげて、そこに新しい意味が生まれるかを検討する。そしてその間は外界からの情報を一切遮断する必要があり、またその内容を実行してしまわないように、筋肉も動かないほうがよく、そのために感覚入力の遮断や、抗重力筋の麻痺は、どちらもREM期の特徴となっているのだ。

ただしREMは記憶の定着に役に立つという説に関しては、逆にREMを抑制する抗うつ剤を使っても記憶が衰えないことも知られており、かんたんに結論は出ないようである。REM期のもう一つの特徴として、前頭葉の機能が低下することで先述の、理性的、批判的思考の抑制が生じるということもあげられる。（『脳科学と心の臨床』一三三頁）

賦活化・生成仮説について少し詳しく紹介したが、たとえばネットで検索をしてみても、夢に関する著書を読んでも、このホブソンたちの説が主流になっているかといえばそうではない。夢を分析可能なものとみなし、そこにさまざまな意味を見いだすという臨床活動を続けている人たちも、まだたくさんいるだろう。先ほども触れたが、夢の分析を中心とするユング派の精神分析的治療が健在であることもその証である。

夢の理論について私自身が考えているモデルは、ホブソンの説とフロイトの説のどちらでもあって、どちらでもないようなところがある。ホブソンの説のように、夢の素材は確かにランダム性を持つかもしれない。しかし驚くのはそれをもとにストーリーを組み上げる脳の自律性なのである。そこにはフロイトが論じたさまざまなメカニズムが働いている可能性があるが、それを明らかにするだけの学問的な蓄積を私たちは持っていない。とにかく何らかのきわめて複雑で精巧なメカニズムがあるから、私たちはその結果として生まれる科学的な発見や芸術的な創造物に感動するのである。

夢の素材がランダムであるということは、それ自身に奥深い意味を見出すことは、必ずしもできないということだ。たとえば私の見る夢の中には昔住んでいた田舎の雰囲気も出てくるし、私が小さい頃の母親も出てくる。家人が出てくることもある。それは私の脳に蓄積されている記憶の中に彼らが登場する頻度がそれだけ多いから、という単純な理由かもしれないし、彼らとの交流がそれだけ情緒的なインパクトが大きかったからかもしれない。また今日の夢になぜ父親が出てこず、私がよく知る患者の顔が浮かんできたかに深い理由などないことも多いだろう。たまたまそれらがピックアップされたのである。しかしそれが極めて入りくんだストーリーラインの中に組み込まれて仕上がってくる。よくぞこんな素材でそこまで、というような緻密さや情緒的な説得力があるのだ。そしてそのストーリーラインを作っているのは脳の活動である。その合成の力こそ驚くべきである。

私が述べたこの視点と、フロイトの精神分析的な視点との違いがわかるだろうか？　フロイトは、夢が無意識的な願望などを極めて上手く包み隠すことに驚いた。そしてそこにいくつかの科学的なメカニズムを考えた。それらが、⑴圧縮の作業、⑵移動の作業、⑶戯曲化、⑷理解可能にするための整理ないしは解釈、と言われるものである。そして最も重要な意味を持つのは、その素材なのである。たとえば患者の夢の中にピストルや葉巻が出てきたら、それは男性の性的な衝動という意味を持つ、などの例がわかりやすいだろう。なぜならそれが抑圧され、夢によって形を変えて表れることがその人の神経症的な病理を表すのであるから。しかし私の立場は、本来は無意識内容そのものというよりはランダム的に与えられた素材を使ってストーリーを紡ぎあげるメカニズムこそが驚くべきであり、たとえ夢がいかに意味深長でも、その素材の持つ意味を追求することには限界があるというものだ。たとえばピストルや葉巻はひょっとしたらそれ以上の意味はない。でもそれが夢の中に織り込まれてストーリーが構築される様が驚くべきなのである。そしてその素材の選ばれ方やストーリーの展開の仕方の根本にはランダム性、カオス的な性質が横たわっているのである。

ところで前章ではニューラルネットワークの創造的な過程について述べたが、この夢の過程に特徴的なのは、意識の受身的な性質がさらに明らかだということである。私たちは夢に圧倒され、一大スペクタクルを見たような気がする。スクリーンに展開されるストーリーをただ追うだけで精いっぱいの観客の立場なのだ。そしてそれに胸打たれ、その余韻の中におかれる。ただ最初に述べたように、その余韻は長くとも覚醒して五分程度までが限度である。そのうちその圧倒的な印象も、その内容の細部も霞のように消えていくのが普通だからだ。しかしともかくも私たちは夢に対して完全に受け手であり、観客の側に立たされる。そこには「いいメロディーが思い浮かんだ」「いいストーリーラインを思いついた」という想像プロセスに多少なりとも見られる能動感がすでにない。

ただし、脳の側の自律性ということについてその精巧さを強調した後に言うのも矛盾しているようだが、その「質」については疑問である場合も少なくない。仮に特殊な機材が発明され、三〇分ほどのレム睡眠の間に体験したストーリーラインを完璧に再構成でき、それを映画にできたとしよう。それを見た人の評価はきっと散々だろう。夢の話の展開は突拍子もなく、ちぐはぐでナンセンスである。その夢の内容に感動を覚えるというのは、そのクオリティの高さというよりは、それを見る脳が同時に情緒的な反応を起こしやすい条件下にあるからだと考えられる。だから覚醒した直後はその夢の内容に感動して泣くようなことがあっても、五分ほどしてみると、ケロッとして「オレはなんであんなことに泣いていたんだろう?」ということになる。

以上のことから一つの結論が得られはしないだろうか? 意識による介助のない創造過程は十分な彫琢が得られない可能性があると言うことである。ちょうどどんなに感動的な映画でも、個々のシーンを繋げる編集の作業が欠かせないのと同じように。脳の自動的な過程では糸がランダムな長さで紡ぎ出されるだけであり、それを織って布にしていくのは意識による介入である可能性がある。

◉臨床心理士へのアドバイス

アドバイスどころか、私はこの章を書くことで心理士の皆さんによからぬ影響を与えているのかもしれない。夢に必ずしも意味はない、などと言っているからだ。来談者の夢の報告に一心に耳を傾けている臨床家にとってはまったくもって失礼な話である。

ただし私は夢というよりは心のあり方一般についてのランダム性を考えている。来談者の何気ない一言、ふるまいの一つ一つに意味を見出そうという立場を私は取らない。もちろんそれがある程度透けて見える場合には話は別である。そのような一言、ふるまいだってもちろんあり、来談者にそれを見る手助けをすることは、心理療法の醍醐味の一つである。

これまでも述べたように、意識的な活動は無意識＝ニューラルネットワークの自律性を反映しているというところがある。それに意味が与えられるのは言葉が出てきた後、行動を起こした後というニュアンスがあるのだ。意識がその言葉や行動を、自分が自発的に行ったものと錯覚して、その理由づけ、後付けをする。

ただしここで脳のサイコロの転がし方にはやはりパターンとか癖があることも無視できない。おそらく治療の一つの目標は、それを来談者と一緒に探るということかもしれない。そのためには来談者もその行動が自分のもの、という感覚をいったん捨てて、他人事のように考えるとよい。脳の観察を治療者と行うのだ。そしてそれは夢についてもいえるのである。

私が信頼する分析家の一人ドクター・ギャバード（Glen Gabbard）の最近の精神分析のテクストにも、夢解釈の技法についての言及がある（『精神力動的精神療法――基本テキスト』岩崎学術出版社、二〇一二）。それによれば来談者が夢について報告した際に、それに対する最も有用なアプローチは、「その夢について思いつくことを仰ってください」であるということだ。つまり夢そのものに対する来談者の思考について聞くことなく、夢の意味することを知っているかのように語るべきではないというわけである。

以上のことから私が強調したいのは、脳科学的に夢のあり方を考えた場合、少なくともその意味を探ることが来談者の心を深掘りしていく、という単純なものではないということである。夢は脳の自律的な活動の結果であり、その成立過程にはわからないことが多い。もしかしたらフロイトが考えたように、抑圧された無意識内容が形を変えたものかもしれない。しかしそれにしてはその無意識内容の解釈の方法はあまりにも多く、おそらく治療者の数ほどの解釈が成り立ってしまう。そしてホブソンらの説が正しいのであれば、少なくとも夢の素材そのものはかなり偶発的なものらしい。すると素材そのものよりは、それをもとにして出来上がった内容にこそ無意識＝脳の神秘がある。そしてその仕組みはほとんどわかっていない。

夢の解釈を試みることは、たとえば作品からその作者の無意識を探ろうという試みに似ている。人はそれに関心があるだろうか？　むしろ曲を、絵画をそのものとしてとらえ、その価値を見出すだろう。曲にしろ絵画にしろ、作者を離れて皆のものになるというところがある。作品は未知の力がその作者の脳を借りて生まれたというニュアンスがある。それのもとになった作者の無意識を探るということに、人はあまり関心を示さないだろう。

私は来談者の語る夢に意味を見出すべきではないと言っているわけではない。ただし夢はそこに隠された意味を追求するにはあまり適していないと考える。夢は脳が描いた一種の作品であり、大切なのはむしろそれをどう感じるか、そこから何を連想するかなのである。その意味でこうした夢の扱い方はロールシャッハ的と言えるだろうか？

ある来談者が、すでに何年か前に亡くなった母親が夢に出てきたと報告する。その夢の中で彼女は母親を罵倒していたという。穏やかな関係にあった母親を罵倒している自分を夢で見て、その来談者は心配していた。「私の中にのどこかに、母親への怒りや憎しみがあったということでしょうか？」

そのような夢に対する対応は、次のようであるべきだろう。「お母さんを罵倒している夢をたまたま見てしまったんですね。その夢がどこから来たかは、あまり気にする必要はないと思いますが、そのような夢を見たあなたの反応はいかがですか?」

それに対して彼女はこう答えるかもしれない。「いや、実際に私は母をそんなに責めたことなどなかったし、そうしようと思ったことも思い出せません。」

「それじゃびっくりなさったでしょうね。現実とかけ離れた夢も人は見るものです。でも夢の中であってもお母さんを罵倒したことがそこまで後ろめたいとしたら、それはどういうことでしょうね。だって親子の間の言い合いなんて、普通にありませんか?」

読者はあまりに当り前で表面的なこの対応に失望するかもしれないが、夢の生成過程がほとんどわかっていない以上、このくらいの対応しかできないだろう。

夢は意味がないとあまり強調し過ぎないように、最後に一つコメントを付け加えたい。夢の内容の中には、それがフラッシュバックの色彩を持つものがある。その場合は扱いがおのずと異なってくる。繰り返し夢に訪れる外傷的なシーンは、それ自体が過去に生じたトラウマの反映である可能性があり、その具体的な内容を扱う治療的な必然性があると考えるべきであろう。しかしその場合も、ギャバード先生の示唆の通り、その夢の内容についての来談者の反応を最初に尋ねる必要がある。その夢に対する動揺や嫌悪感、恐怖などが過去の出来事の外傷性を間接的に示す場合が少なくないからである。

第7章　解離現象の不思議

何より不思議な交代人格の存在

人間の心に関して手の込んだ実験を行うことなく、臨床的に、あるいは日常的に確かめられる驚くべき事実がある。それは人の心はいくつかの人格を宿すことができるということだ。

面接者がある来談者Aさんと話し始めてしばらくすると、あるきっかけでそれとは異なる人格Bさんが入れ替わって出現する。Bさんはまったく異なった話し方、物腰、記憶をもち、しばしば自分はAさんを通してその体験を見ていたと証言するのだ。

私たちは日常生活を送る上で、不思議な現象に触れることが多い。テレビでも超常現象やマジックの実演を目にすることがたびたびあり、その時は驚きの声をあげながら画面に見入る。しかし私たちは通常そのような体験をすぐに忘れてしまう傾向にある。それらはありえないこと、何かの間違いとして頭の中で処理してしまうことでしか日常を生き抜いていけないからだ。そして人格の交代現象らしきものを目にしても同じことが起きる。多くの臨床家はそれを深く考えなかったり、追求しなかったりする。そしてここから臨床家は二種類に分かれることになる。人格交代という現象の意味を正面から考える人々と、そうしない人々にである。

さて、このような現象が実際に多くの人に起きることを目にしている私は、それを含み込むような心のモデルが必要であると考えている。そのモデルは私たちが通常抱いている心の常識を根本的に変える可能性があるが、そのような心のとらえ方は、すでに本書の議論の流れの上に沿ったものである。

本書のこれまでの章で、意識外の（無意識的な）行動、創造活動、夢、などを通して扱ってきたのは、一貫して、脳におけるニューラルネットワークの自律的な活動がそれらにどのように反映されているか、という問題である。そして私たちが能動的に活動を行っているという感覚が実は錯覚である、と述べてきた。これらの無意識的な行動や創造活動や夢よりもさらに自律的な活動が、私たちの中に自分以外の自律的な他者をもつ、という体験に相当する。多重人格状態における別人格とは、そのように理解されるべきなのだ。そして私たちはその「他者」の思考や行動に対して受身的にならざるをえない。それが依然として自分の脳の中で生じているのに、である。

解離現象による人格の生成も、やはりそれを生み出すのはニューラルネットワークであるが、そこでの自律的な活動についてはともかく、もう一つの意識が生まれるとはいったいどのようなことなのだろうか？　ニューラルネットワークとは、改めて言うが神経細胞（ニューロン）とその間をつなぐ神経線維により形成される網目である。そして脳という巨大なニューラルネットワークは、おそらくはいくつかの部分、サブ・ネットワークに別れている可能性がある。たとえば私は右脳と左脳のそれぞれが意識を持ちうることを示唆したが（『脳科学と心の臨床』第四章）、それが一つの例である。実際には左右にはっきり分かれはしなくともいくつかのパターンが存在し、それぞれが意識を持ちうるのであろう。

自律性のきわみとしての交代人格

ネットワークの自律性の究極の形としての別人格についてもう少し論じよう。そもそも、一つの組織はそれが部分として切り離されると自律性を発揮するという例は少なくない。私がその一つとしてよくあげるのが、心筋細胞である。心臓はその全体が一つのリズムで拍動している。何しろ移植の際、心臓を丸ごと切り出しても、動いているのだ。しかし心臓をいくつかの部分に切り分けると、その部分が勝手なリズムでの拍動を行い始める。そして心筋細胞を一つ一つ切り離し、顕微鏡の下でのぞくと、それ自体が拍動をしていることが観察される。ニューラルネットワークも、その一部が他から切り離されることで、一つの独立した意識を持つということは少なくない。その一つの具体的な例が、先ほど言及し、前書でも紹介した、左右半球が別々の心を持つという離断脳の実験である。

ところで人間の脳すなわちニューラルネットワークは、一つ以上の意識の存在を可能にするほどの容量、キャパシティを持っているのだろうか？　これについて直観的に言えば、まったく問題がないと言える。考えてみよう。ネズミは意識を持つであろうか？　おそらく。私たちが持つ意識ほど洗練されてはいないにしても「自分」という感覚はあるであろう。そしてそれを構成しているのは、おそらく人間の脳に比べてはるかに少ない数のニューロンからなる神経ネットワークなのである。人間の脳のサイズを考えたら、そこに多数の意識が存在していても少しもおかしくないことになる。

これらの説明を聞いて次のように考える読者も多いであろう。「それではその巨大なニューラルネットワークがいくつかに分割されることでいくつかの異なる人格が成立するのではないか？」と。実際は異なる人格は脳の別々の場所で成立しているわけではない。ｆＭＲＩなどでいくつかの異なる人格の際の脳の活動を調べても、人格により脳の別々の場所が活動を示すというわけではないのだ。むしろそれぞれの人格は脳全体のネットワークのいくつかの独立した興奮のパターンを形成する、と考えるべきである。そしてそれぞれのパターンどうしは複雑に入り組んでいるために、脳のどこかに局在するという形をとらないのである。

それを説明するために次のような単純化した図式を考えてみる。脳の配線マップに極めて簡略化したネットワークＡ（実線で示す）を載せてみる。そして人格Ａの心身の活動は、このネットワークを基盤に起きていると考えよう。つまりＡが感じ、思い、行動する際、だいたいこのネットワークＡを含んだ神経線維が興奮するのだ。そして次にＢ（点線で示す）を考える。こちらは交代人格Ｂの際によく用いられるネットワークであるとする。図でこのＡとＢを微妙にずらして描いているのは、両者が共通した配線を持っていないということを表現している。すなわち同じ音楽を聴き、同じ動作を行うにしても、ＡとＢは異なった神経回路を用いることになる。解離性同一性障害では非常に多くの場合、ＡとＢという二つの交代人格は、まったく異なる感情表現をし、まったく異なる話し方をし、まったく異なる筆跡を示す。人間として生活するうえでまったく異なる二つのセットのネットワークを有しているかのようだ。

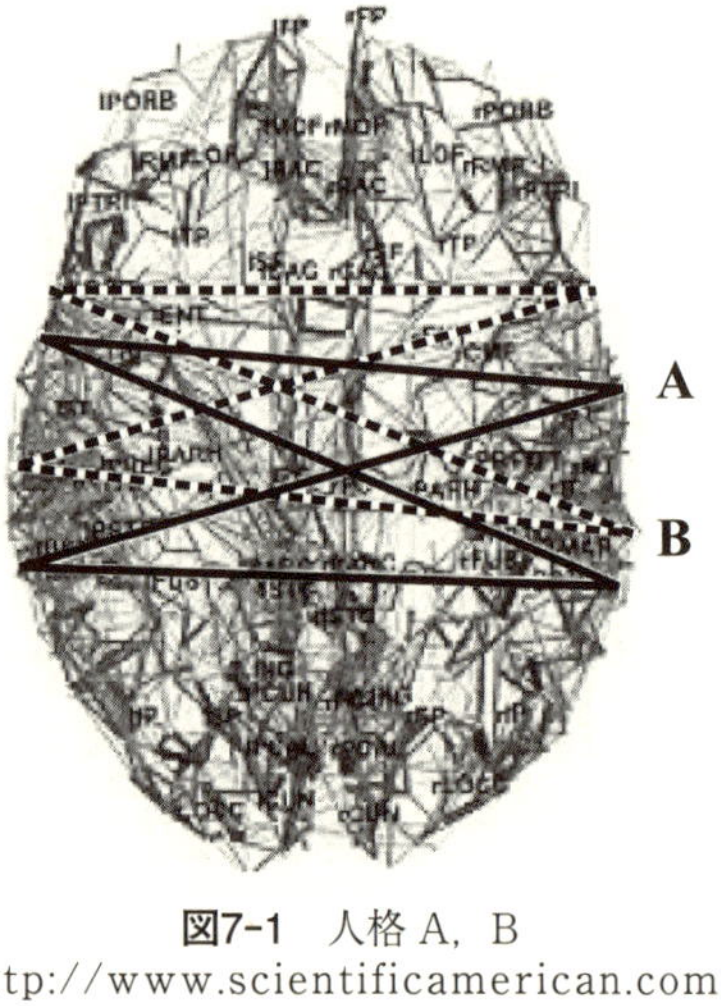

図7-1　人格Ａ，Ｂ
http://www.scientificamerican.com/gallery_directory.cfm?photo_id=70669B02-9E06-A500-D55E65529708E864 の図を改変

なぜ解離性同一性障害においてＡとＢという異なる配線のセットが成立したかは難しい問題であるが、ある特殊な状況で、Ａが一つの体験を持つことができなくなった際に、Ｂが成立し（あるいは何らかの形ですでに成立していて）、そちらの方にスイッチが切り替わるという事態が起きた、としか表現できないであろう。もちろんその詳しい機序は明らかではない。

◉臨床心理士へのアドバイス

解離性障害、特にＤＩＤ（解離性同一性障害）の治療に当たる心理士や精神科医は、しばしば逆風に晒されることを覚悟しなくてはならない。「あちらの世界に行ってしまったんだな」という視線。そこにはしばしば憐憫さえ感じられる。日本の精神分析関係の人々の間では、解離を扱わないという不文律があるようであるが、良識ある精神科医や心理士の間にも「私は解離性障害には懐疑的です」と公言する人は少なくない。

解離性障害の患者を治療する際は、治療者は同時にその姿を他の臨床家からどのように見られているかを意識せざるをえないという事情があるわけだが、その原因は何と言っても人格の交代現象が、あまりに私たちの常識の外にあるからである。ある人格Ａが人格Ｂに交代するという現象は、やはり起きるはずのないことであり、オカルト的であり、まともに取り合ってはならないもの、という気持ちを起こさせるのだろう。それは私にとっても同じであり、どこかで「そんな馬鹿な」という気持ちはいつも持っている。ただ目の前に現れる患者は、ＤＩＤに対する懐疑的な視線により傷つき、誤解を受けてきている。それこそが決定的に重要なことなのである。かのシャルコーの言葉を肝に銘じたい。

"La théorie, c'est bon, mais ça n'empêche pas d'exister."（J-M.Charcot）「理論もいいが、それは実在を妨げない。」

「良識ある」精神科医の言い分はこうである。

「私は彼女がＤＩＤであるかにはこだわりません。彼女が診察室内に持ち込んでくるものを扱うだけです。彼女がＢさんとして登場しても、その言い分を淡々と聞くまでです。ただ私は彼女がその日はＡさんではなくてＢさんと名乗っているということには特に注意を払いません。Ａさんと接する際と同様に接します。」

まずこの言い分にはそれなりの治療的な意味合いがあることを認めたい。というのもこのような時、Bさんと同時にAさんも治療者の話を聞いている、という場合も少なくないからである。DIDに関する臨床が教えてくれるのは、複数の人格が同時に「覚醒」している可能性である。Aさんと話している時、もう一つの人格Bさんが背後で聞いている、ということはよくある。とすればBさんが現れても依然としてAさんに向かって話し続けるという方針にもそれなりの意味がある。しかしそうでない場合、つまりBさんが出ている間にAさんはもはや内側に隠れてしまい、話を聞いていない場合のほうが多いのだ。だから「Bさんが出てきても、Aさんのときと同じように話します」という方針は空振りに終わることが多い。するとやはりその場合、Bさんに対する語りかけは「Bさん、ですか。これまでAさんの後ろに時々いた方ですね。どうなさっていましたか」であるべきなのだ。もし治療者が「Bさんが出てきても、Aさんのときと同じように話します」という方針を貫いた場合はどうなるか？　それはAさんがこれまで周囲の人々と持ってきたのと同じかかわりを持つということに過ぎない。つまり治療的なかかわりとしての特色をなんら持つことができないことになる。

ところでこの「良識ある」精神科医の態度は何に由来するのであろうか？　それはおそらく「治療者として患者の操作には乗らない」というメンタリティーではないか、と私は思う。「患者が演技をしているのではないか？」というのがこれらの精神科医の考え方ということになるが、そこには「患者に決してだまされない」という信条ないしは意地がある。しかし臨床家としてむしろ大事なのは、来談者のストーリーにまずは乗ってみるという余裕だと私は思うのだ。

第Ⅱ部　脳を知って病を知る

第8章　脳の配線異常としてのイップス病

イップス病とは？

この間テレビのバラエティ番組を見ていたら、書道の段位を持つニュースキャスターや芸人さんたちが多数の観客を入れたスタジオでその腕を競うという企画をやっていた。その場である文字をお題として出され、その文字を聴衆とテレビカメラの前で筆で書き、腕前をプロに判定してもらうというわけである。彼らはほかの人が書いている間はリラックスした表情を見せていたが、いざ自分の番になると、打って変わってとても緊張した様子を見せた。そして最初に筆を紙に下ろす直前に、傍目にも気の毒なくらいに手が大きく震えてしまうというケースが何例もあったのだ。ある芸人さんなどは、筆を持つ手が紙に行きつく直前に、意に反して大きく宙を舞ってしまう様子自体に驚き、ちょっとしたパニックに陥っていた。

このような例を見ても、私たちの大部分は「よほど緊張しているのでしょうね。だから手が震えたんでしょう」と片づけてしまうかもしれない。しかしテレビ慣れしている彼らは決してシロウトではない。それでも緊張を要する場面ではあれだけ手のコントロールが効かなくなってしまう。そこでこんな心配をしてもおかしくないだろう。彼らは聴衆の前で書道の腕前を見せることを生業としているわけではないからいいが、もしたとえば手を使った仕事のプロ人が、本番で手が震えて繰り返し信じがたいようなミスを連発したら悲惨なことになりはしないか？　それともそれを克服するのがプロなのだろうか？　それともプロでもその震えを乗り切れないことがあるのだろうか？……実はあるのである。それが「イップス病」と呼ばれる、非常に興味深い、しかし同じくらい悲惨な病気である。

イップス病は、辞典によれば「ゴルフ競技で、簡単なパットの失敗の原因となる神経質な状態」とされる（オックスフォード英語辞典）。ほんのわずかな距離のパットで、失敗する方がおかしいという状況で、手が大きく震えてパットが打てない。周囲もそれを見て気の毒がるくらい、手のコントロールが効かなくなってしまう。その結果として初心者でも入るはずのパターを大きく外してしまう。

そのような状態をイップスと呼んだのは、自身もプロゴルファーのトミー・アーマーといわれる。一九六〇年代のことだ。著書『ゴルフのＡＢＣ』の中で、トミー・アーマーは次のように記している。

「イップスを経験しない間は、ゴルフの世界をすべて体験したことにはならない。イップスは、ショートゲームを台無しにする脳の痙攣である。私はこの恐ろしい病気にイップスという言葉を最初に使用したという栄誉を担っている。私自身も、イップス、痙攣、震え、異常な緊張、そして麻痺など、これまで秘密扱いされたり苦痛で矮小化されてきた恐ろしい体験を味わいたくなかったのに……。私がこの障害に今や一般に使用されるようになったイップスという名前を付けたのである。」（Armour, T.: Tommy Armour's ABC's of golf. Simon and Schuster, 1967）

この文章を読んで、少しは深刻さが伝わっただろうか。ちなみにイップス病については、『イップスの科学』（田辺規充著、星和書店、二〇〇一）という本が非常に参考になる。著者は精神科医でかつゴルファー、そしてイップス病に苦しんだというだけあり、非常に説得力がある。それによるとイップス病が障害するのはパターだけではないという。たとえばドライバーイップスなどは、スイングでドライバーを振りかぶったまま、クラブが下りてこずにそのまま固まってしまう、ということまで起きるという。ゴルフクラブを振り上げたままウンウン唸っているゴルファーを、周囲は怪訝そうな目で見るというわけだ。

ところで、テレビに映ることに慣れているはずの芸人さんたちにも特殊な状況では震えが起きるということは興味深い。そして彼らの例とイップス病を同列には論じられないが、このイップス病も、慣れということとは無縁のようである。トミー・アーマーも、イップス病に悩まされる多くのゴルフプレーヤーも、プロとしてこれまで長年やってきた人たちであるという。その彼らがイップス病に取りつかれてしまうのだ。スポーツについてはプロ中のプロのはずのあの江川卓氏も、アイアンもウッドもイップスになってしまいゴルフをやめてしまったと言われる。イップス病が、単なる「怖気」ではなく、病気である証拠である。

ゴルフだけではない「イップス病」

ゴルフにおける障害としてイップス病を紹介したが、実はイップス病はかなり多くの職業について起きることが知られている。そのひとつとして野球がある。アメリカのメジャーリーグでピッチャーに返球ができずにグラウンドにボールを投げつけてしまうというキャッチャーがいた。彼はその代わり盗塁の際は二塁に矢のようなボールを送れたそうである。このようにキャッチャーの陥るイップスは「送球イップス」などの呼び方さえある。最近ユーチューブで大リーグの試合中にピッチャーへの返球がことごとく暴投になるキャッチャーの映像を見たが、それを見ていると本当に胸が痛くなる（http://www.pideo.net/video/nicovideo/cfccda5119107c02/。）何度も続くピッチャーへの暴投。しばらくぶりにピッチャーにちゃんと返球できると、観客から拍手がわくのだ。野球の基本中の基本であるキャッチボールをほんの短い距離の相手にさえ満足にできなくなってしまった選手の失望は並々ならぬものがあると思う。彼はおそらく観客がいないときの普通のキャッチボールなら問題なくできるだろう。問題は大衆が見守る中でピッチャーにボールを返す時だけに生じるのである。

スポーツだけではない。緊張感を強いられるようなあらゆる活動や職業にそれは現れうる。たとえば作家やタイピストや音楽家の陥る同様の障害があり、書痙（writers' cramp）、タイピストの痙攣（typists' cramp）、音楽家の痙攣（musicians' cramp）、などと呼ばれ、全部まとめて職業痙攣（occupational cramp）などという呼称もある。

原因は何か？

この不思議なイップス病、その原因は多少なりとも解明されつつある。もちろん単に緊張しているから手が震える、というような単純なものではない。その正体は、「課題遂行時の局所的なジストニア」とされる。しかしそう言われても何のことだかわからないのが普通だろう。ジストニアとは、筋肉が意図せずに一時的に緊張することである。イップス病に悩まされるゴルファーの手の筋電図を取ったところ、パターでクラブがボールに当たる二〇〇ミリ秒前に、前腕を屈曲させる筋肉と伸ばす筋肉が同時に緊張を起こしていたという。そしてこれはたとえば書痙と同じだと言うわけだ。書痙でも、書こうとすると手の特定の筋肉が硬直してスムーズな動きを阻害する（信頼のおけるメイヨクリニックのサイトより。http://mayoresearch.mayo.edu/adler_lab/project2.cfm）。

この状態を前出の田辺氏はこう言いかえる。「一種の脳の配線異常。緊張することで大脳辺縁系の興奮が高まると、その活動に必要な筋肉に異常な信号が発せられてしまい、それが固定して治らなくなる状態」「ショートパットを毎回緊張して沈めているうちに、そのストレスが大脳辺縁系を刺激し、神経回路の再構成が起こり、やがて手に痙攣が起きるような神経伝達の閉鎖回路が出来上がるのです」（七四頁）。

この表現自体が実はわかりにくいのだが、結局イップスとは次のような病気だと言い換えることができるだろう。

「緊張する状況でのパフォーマンスを強いるうちに、脳に余分な回路が形成されてしまい、それにより自動的に余計な筋肉が収縮してしまうために起きる問題」、つまりはニューラルネットワークにおける配線異常が原因というわけだ。流れの速い川が土手の弱いところを削って小さな伏流を作る、というイメージを持っていただければよいだろう。さらに詳しく言えばこうなる。

私たちはある動作をするときに、それに必要な筋肉の収縮、弛緩ということを適度の強度で、一定の順番どおりに行っている。それがプログラムされ、記憶されているから、それを特に意識することなく遂行することができる。それを仮にA↓B↓C↓Dと描くとする。それぞれが特定の筋肉の一定時間の緊張を意味する。そしてたとえばCの時に、余計な筋肉の収縮Eが同時に入り込んでしまい、それを邪魔するとしよう。すると今度はA↓B↓C（↓E）↓Dという流れになってしまい、結果に大きな問題が生じることになる。パターを打つ、球を投げる、などの行為は、余計な筋肉の収縮一つが加わることで、球の行方がまったく異なってしまうからだ。これはちょうど、球を打つ、投げるという瞬間に誰かに腕をつつかれるようなものである。

このように余計な「↓E」が入り込んでしまう理由は解明されていないが、一つ言えるのは、これが練習や訓練の不足に起因するわけではないということである。練習とはあくまでも、A↓B↓C↓Dという手順を完成させ、より強固にすることである。ところが「↓E」はそのプログラムが完成したのちに侵入してしまう。そこにはおそらく緊張、ストレス、練習のし過ぎといったさまざまなきっかけが考えられる。それも時にはA↓B↓C↓Dを繰り返しすぎて脳が誤作動を起こし、たまたま成立したA↓B↓C（↓E）↓Dが、A↓B↓C↓Dに熟達するつもりで練習をした結果、かえって強化されてしまうということが起きる可能性があるのだ。そしてこの「↓E」の侵入によって脳のプログラムが書き換えられるというプロセスは、まるでコンピューターのウイルスのようなものだろう。いったんそれが入り込むと、本人がまったく意図しなくても、誤ったプログラムが作動してしまうのだ。

イップス病をいかに治療するのか？

イップス病に悩まされている人は非常に多く、そのための治療手段もあるが、玉石混交といった感じである。インターネットで調べても、「強靭なメンタルを身につける」、とか「深層心理を探る」などのうたい文句で有料の治療法に誘い込む宣伝が見られる。それらの治療法を仔細に検討したわけではないので断言はできないが、イップス病の治療は思うほど簡単ではないことは確かである。それこそ「気のせい」「緊張のし過ぎ」というレベルではない。繰り返すが百戦錬磨のプロがこの病気に陥るのだ。それも、田辺氏によれば、むしろプロの経験の長い人ほどイップスに陥る傾向にあるという。彼らに対して今さらどうやって「強靭な精神力を身につけよ！」などという忠告ができようか？　脳科学的な心得のない治療者のアドバイスは空疎なだけである。

古くはフロイト自身が書痙に苦しみ、また指揮者ブルーノ・ワルターの局所的ジストニアの短期療法を行ったことが知られている。しかし単なる心理療法や転地療養には限界があったようだ。最近ではより行動療法的なアプローチが主流といえる。

すでに紹介した田辺氏の本には、イップス病についてのさまざまな治療手段が紹介されている。彼が精神科医であり、かつ自らがイップス病に苦しみ、そして何でも具体的に実践するタイプの人間であるからこそ、この書に掲げられたアドバイスはそれだけ実践的で具体的である。それは打ち方を変える方法、道具を変える方法、催眠療法、自律訓練法、座禅などさまざまである。しかし一貫しているのは、これまでのやり方を何らかの形で変更する、という手法である。すでに成立してしまったプログラムA↓B↓C（↓E）↓Dを変えることが大事なのだ。そのためにはA→B→C→Dという練習を「強靭なメンタル」で繰り返すわけには行かない。それはすでにA→B→C（→E）→Dに変質してしまった脳内プログラムをいたずらに強化することにつながるからだ。

田辺氏の紹介しているいくつかの手法を、このA、B、C……という記号を用いて私なりに分類してみよう。たとえばA→B→C→F→Dという流れを新たに導入する方法。Fという要素を入れることでEという要素を排除することができるかもしれない。片目をつぶる、体重移動をする、などの新たな要素を一連の行動に組み込むというのはその類であろう。

あるいは、Aをはずして、B→C→Dにしてしまう方法。これは彼が紹介する「ポイントアンドショット方式」が相当する。これはアメリカの警察学校の射撃の練習に使われるもので、要するに狙いを定めたらすぐ打ってしまう方法である。ゴルフのパターでも、打つ前にやたらともじもじと時間を使うのをやめて、狙いを定めたらぱっと打ってしまう。思い切ってAをはずすことで、流れを変え、（→E）が入り込む余地をなくすのだ。

さらにはまったく異なるA′→B′→C′→D′というパターンを作るために長尺パターを使う、などの方法も取られるだろう。

私が特に興味を持ったのは、田辺氏が考え出した、「イップス対策スタンス」である。これはパターを打つときに、左足のかかとで右足の土踏まずの辺りを痛いくらいにギュッと押す方法であるという。すると不思議なことに、手が楽に動くという。書痙でも、左手でわき腹をつねりながら字を書くとよいという場合があるが、これなども同じ系統であろう。

ところで音楽家の間でもゴルフのイップス病に相当する局所的ジストニアに悩んでいる人は多い。右手の局所的ジストニアのために片手での演奏に専念している智内威雄氏は、左手のピアニストとして広く知られる。それだけに治療法もさまざまに考案されているようだ。たとえばファリアス博士（Joaquín Farias, Ph.D.）という人の治療法は高く評価されている。彼自身のサイト（http://www.focaldystonia.net/farias.html）には日本語で次のように書かれている。

「ファリアス博士の方法は深部感覚のトレーニングに基づいています。動き自体の深部感覚を発達させることで痙縮は軽減し、望まない緊張や震え、痙攣は抑制され、調整の改善が可能になります。

このトレーニングは進歩的かつ柔軟な方法で動きを解放し、精神運動（サイコモトリシティ）の新しい統合を可能にします。このシステムは試験的ではありますが、すでに局所性ジストニアに苦しむ音楽家や運動選手の他、頸部ジストニア、局所性ジストニア、全身性ジストニア、書痙の患者にも適用され、回復に高い効果が得られることがわかっています。中には完全に回復した例も見られます。」

やはり一種の行動療法的なテクニックが開発されつつあるということであろう。そしてそのアプローチは精神論（スピリチュアリズム）ではなく、より脳科学的なそれとして位置づけることができるのである。

◉臨床心理士へのアドバイス

イップス病について脳科学的に知ることで、臨床家としてそのような訴えを持つ人への接し方が変わってくるのだろうか？　少なくとも私は変わった。というよりイップス病に限らず、あらゆる精神科的な疾患について同様のことが言える。脳科学的な根拠を知ることは、それらが「本当の病気」（当たり前の話だが）であり、来談者たちはそれに苦しんでいる犠牲者であるという理解を促す。するとその来談者の訴えに、より素直に耳を貸すことができるようになったのである。

イップス病を知らないとしたら、私たちは「緊張すると手が震えるんです」という来談者の訴えに、「練習を繰り返せば何とかなるでしょう」とか「がんばって経験を積めば、度胸がついて震えるなんていうことはなくなりますよ」あるいは「そんなこと私にだってありますよ」などと言いそうではないか？　さらには「手が震えることで演奏できなくなり、コンサートに出ることを回避できるという意味があるのですね」というような解釈めいたうがった見方をしそうではないだろうか？

「慣れないから緊張し、手が震える→慣れればそんなことはなくなる」という「常識」は、おそらく軽い手の震えには通用する。大部分の震えの訴えに対しては、「そのうち慣れますよ」で済むのである。しかし深刻な震えにはそうではないものがある。練習すればするほど悪くなることがある。それがイップス病の恐ろしいところである。これは怪しいと思ったら、専門家への受診を促すことが肝要である。でもそのためには、とにかくイップス病という不思議な病気のことを知っておかなくてはならない。さもなければ、来談者の訴えを適切に扱えない。

私は一般的に言って「来談者の訴えに虚心坦懐に耳を貸しなさい」というよりは、「個々の病気を知りなさい」という教えのほうがより現実的であると考える。虚心坦懐には限度がある。人はみなバイアスを持ったまま、自分を虚心坦懐と思い込むことができるからだ。それよりも病気を知ることで、それが「気のせい」ではないことがわかる。それが来談者の苦しみを知ることでもある。

ただし個々の病気を知ることには、それだけ時間もエネルギーも必要となる。もっと言えば、来談者の訴えを本当に受け止められるようになるためには、個々の病気に自分がなってみる必要があるが、さすがにそれは無理だろう。

個々の病気を知るために、心理士は精神医学や脳の専門家になる必要はないが、「脳科学オタク」くらいにはなっておくことは必要だろうと私は思う。脳科学の専門書を紐解く必要はない。脳科学オタクに毛の生えたようなレベルの私が書くこの本程度でも結構役に立つものと自負している。

第9章　DBS（脳深部刺激）への期待

もう一〇年ほど前、米国滞在中の頃、私はあるテレビのドキュメンタリーに釘付けになってしまった。ある男性が見るからにロボットのように体を固まらせて座っている。顔面に表情はなく、またほとんど口をきけない状態だ。しかし体につけた装置のスイッチを押すと、うそのように体がやわらかくなり、普通の話し方になる。そしてまたスイッチを切ると、ゆっくりではあるが、再びカチカチの状態に戻ってしまう……。

ドキュメンタリーではそれまで重症のパーキンソン病に苦しんでいたその男性が、その装置を身につけたことで乗馬もできるようになったというシーンを映し出していた。私はそれまでDBS（脳深部刺激）という治療法については精神科医として常識の範囲で聞き及んでいただけであったが、それがその驚くべき効果を映像を通して目にした初めての瞬間だった。

その後に別の番組で、今度はうつ病の患者が、同じようにDBSのスイッチのオン、オフにより症状が回復するのを見る機会があった。うつ病といえばまさに精神科領域である。精神科医としてはこれを知らないわけにはいかない。

DBSとは、脳の奥深く電極を差し込んで電気刺激を与えるという治療手段である。考えようによっては、これほど野蛮な治療はない。それはそうであろう。脳とはおそらく身体の中でもっとも精密で繊細な臓器のはずである。その奥深くに、よりによって長い針を突き刺すのである!!　「そりゃ、ありえないだろう。そもそも痛くないのか？　出血は？」「そんなことをしたら、心はどうなっちゃうのだろうか？　気を失ってしまうのではないか？」

幸いなことに、脳の実質は痛みを感じないようにできている。頭痛は脳の血管や髄膜が刺激されたときの痛みであり、脳ミソそのものが痛みを感じることはないのだ。そして脳に電極を差すにもかかわらず、その手術中もその後も、ほとんどその人の日常生活に変化はない。そこまでに安全なDBSが可能になったのは、最近のMRIとかCTなどのテクノロジーの進歩によるものだ。一人ひとりの脳について、三次元マップがかなり正確に作れるようになった。すると、どの方向にどれだけの長さで針を刺すことで、どこに到達するかということがわかるようになったのである。それに「針」と言っても、外筒を引き抜いた後に脳に残るのは、糸のようなしなやかで極細の導線だけであるという。手術自体は特に恐ろしくないのだ。ただし頭蓋骨に穴を開けたり、半覚醒状態で受けなければならないのがちょっとオソロシイが。

発端はオールズの実験

ところでDBSの話になると、やはりオールズの実験にさかのぼらなくてはならない。しかしこれは快感中枢の問題にも関係しているテーマだ。私自身そちらに流されないようにしなくてはならない。ちなみに私が以下の記載の参考にするのは、『脳が「生きがい」を感じるとき』（グレゴリー・バーンズ著、野中香方子訳、日本放送出版協会、二〇〇六）であるが、このテーマでは最良の書と言える。

この実験が行われたのは一九五二年というから、もう半世紀以上も前のことである。若く野心的な心理学の研究者ジム・オールズは、動物の動機づけを知る上で、網様体賦活系というところを刺激することを考えていた。そしてその部分に電極を差してみた。ラットの反応を見ていると、どうやらその刺激を欲していることをうかがわせる行動を見せた。そこでラットをスキナーボックスに入れてみた。スキナーボックスとは、さまざまなレバーや信号や、それによる報酬を与える仕掛けが備わっていて、中に小動物を入れてその反応を観察する実験用の箱である。そこでレバーを押すとラットの脳の該当部位に信号が流れるようにした。すると……ラットは一時間に二〇〇〇回という記録的な頻度でレバーを押すようになったのである。

さてここまで書くと、きっとニヤッとした人はいると思う。「では私の脳にも電極を……」という人がいてもおかしくない。その気持ちは私にもわかる。

不埒なファンタジー

私のファンタジーはこうだ。「もし余生に思い残すことがないのなら、知り合いの脳外科医に頼み込んで、脳深部の快感中枢に電極を埋めてもらう。そして一時間に二〇〇〇回レバーを押し続けたラット状態になるのだ。ただしレバーの代わりにリモコンボタンみたいなものを持って死の床に就くのである……。」

これほど甘美な、そして不埒な空想はあるだろうか？　アヘン巣窟に身を横たえてパイプを咥え続けているアヘン中毒患者のようになりたいと言っているのだ。しかしそれにしても、それを人間で実験したトンでもない科学者はいたのだろうか？　実は先ほど紹介したバーンズの本はそれについて書いてあるのであるが、その話はもう少し先にとっておこう。いずれにせよ脳の一部に電極を差しこんで何らかの刺激を送り込むということが、ある種の劇的な変化を生むということは、こうして知られるようになったのである。

ＤＢＳによるパーキンソン病の治療

話をまじめな方向に戻そう。ＤＢＳの臨床的な応用にはそれなりに興味深いストーリーがある。サイト（http://www.parkinsonsappeal.com/pdfs/The%20History%20of%20Deep%20Brain%20Stimulation.pdf）を参考にする。

一九八三年にＭＰＴＰという物質が発見されてから、パーキンソン病のＤＢＳの治療に向けての大きな進歩があった。このＭＰＴＰは人工的にパーキンソン病を作る作用があることが分かったのである。それをたとえば実験用のサルに投与すると自在にパーキンソン病を生み出すことができ、治療薬に関する動物実験が飛躍的に進んだのである。これによりサルのＳＴＮ（subthalamic nucleus）、日本語では視床下核という部分の刺激でパーキンソン病の症状が劇的に改善するということが分かったという。それから臨床研究が進んで、一九九七年にはアメリカのＦＤＡ（日本の厚労省に相当）で認可が下りるということになった。

ＤＢＳで脳に電極を差す、と言ってもピンと来ない読者のために、メンフィス大学のサイトから図を引用する。

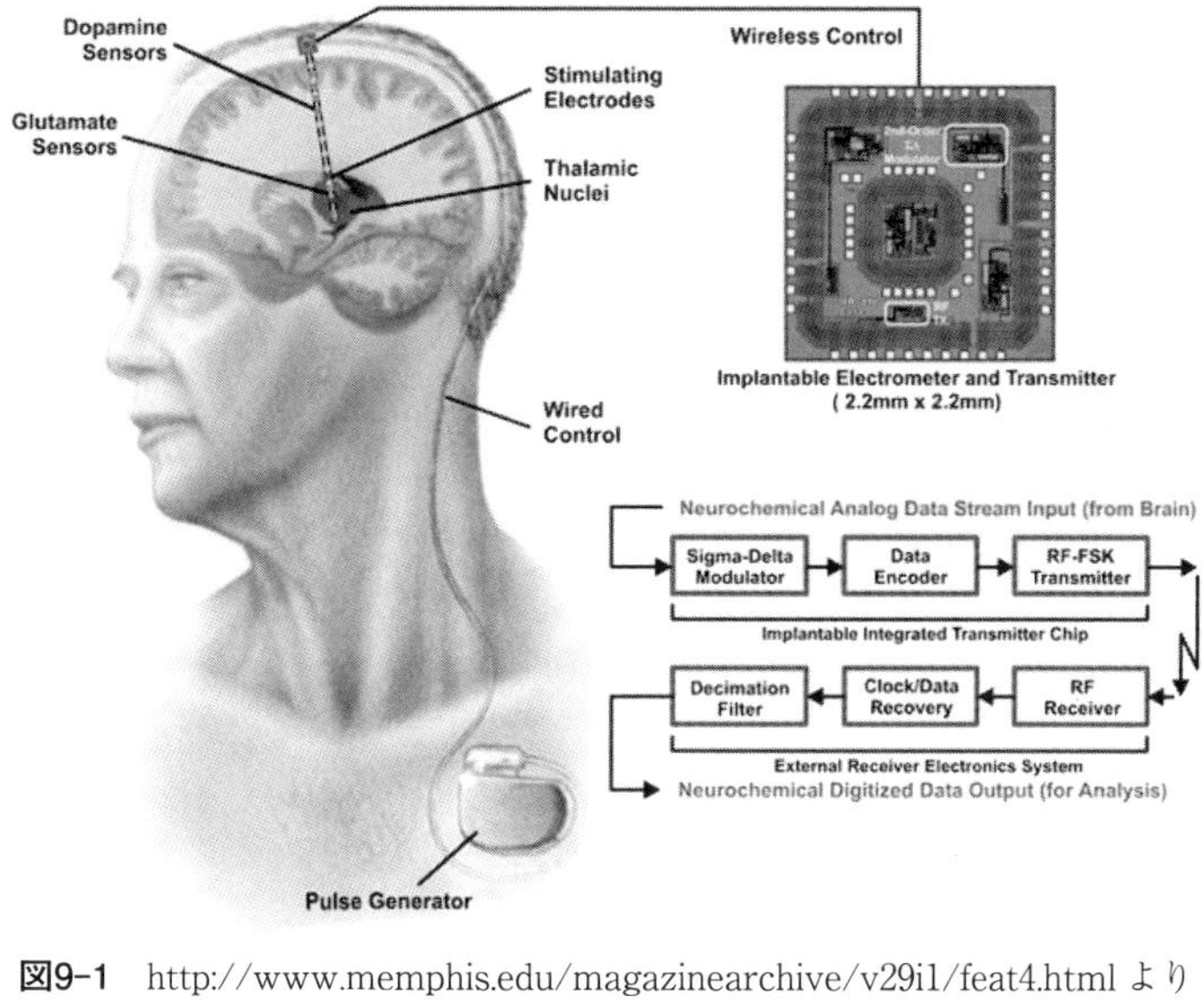

図9-1　http://www.memphis.edu/magazinearchive/v29i1/feat4.html より

この図で Thalamic nuclei とあるのは視床のことで、その下の視床下核に針の先が当たっていて、そこが電極になっているということだろう。そこから一定のパルス信号を出すことで刺激を与える。

現在ではパーキンソン病のＤＢＳ治療は世界中で行われている。二万人のパーキンソン病またはそれに関連した運動障害の患者がこの治療を受けているという。また第八章で扱った局所的ジストニアなどに用いられることもあるという。しかし何しろコストが高いということで、受けられる人はわずかなのである。

ちなみにパーキンソン病といえば、マイケル・Ｊ・フォックスのことを思い出す方も多いのではないか。『バック・トゥ・ザ・フューチャー』の三部作は映画に疎い私でもお馴染みだが、あそこに出てきた元気のよかった青年がパーキンソン病に冒されたことはよく知られる。しかし彼はそこからパーキンソン病撲滅の運動を繰り広げるべく立ち上がったのだ。彼もインタビューに答えてこのＤＢＳの治療を受けたと語っているが、やはりお金持ちやセレブ限定の治療法という側面は否めないのかもしれない。

うつ病に対するＤＢＳ治療

うつ病のＤＢＳについては、パーキンソン病の治療と違ってまだ始まったばかりという印象を受ける。今年の一月にサイエンティフィックアメリカンの電子版に乗った記事を参考にしよう（http://blogs.scientificamerican.com/scicurious-brain/2012/01/09/deep-brain-stimulation-for-major-depression-miracle-therapy-or-just-another-treatment/）。

まずうつ病に関しては、六〇％しか現在用いられている治療に反応しない、という現実がある。現在の治療とは抗うつ剤やＣＢＴ（認知行動療法）や電気ショック療法などである。ということは四〇％の人たちはうつにじっと苦しみ、自然回復を待っているということである。この四〇％を対象にＤＢＳが行われるということになる。

ＤＢＳで最初に注目されたのは、ブロードマン25野というところ、内側前頭前野という部分である。ここがなぜ注目されているかというと、この場所が大脳皮質と、その下にある大脳辺縁系や脳幹とをつなぐ節目のような役目を果たしているからだという。だからそこを刺激することで脳の広い範囲に影響を与えることになる。ラットの実験では、脳のこの部位に相当する場所に刺激を与えることで、「ネズミうつ」に対する効果があったという。ネズミうつとは、たとえば強制水泳テストに対する反応で分かる。水を入れた容器にネズミを入れると、やがて脱出できないことを学習したネズミは泳がなくなってしまう。これがうつに相当するという。抗うつ剤を投与されたネズミは、このテストの反応が良くなるということだ。

人間の臨床テストでは、二〇人の難治性うつ（つまり従来のうつ病治療に反応しない四〇％のうつ病に相当する状態）の六〇％は顕著な抗うつ効果を見せた。しかしこれは、二〇人のうち十二人を引いた八人にはいい結果をもたらさなかったということでもある。そしてそのうち一人は電極を抜いてほしいと申し出た。ちなみにＤＢＳの副作用としては吐き気やおう吐がみられ、また結局二〇人のうちの二人は自殺をしたということである。

ＤＢＳについてもっと知りたければ、専門機器を扱っているMedtronicという会社のＨＰに行けばいいだろう。ここに行くと、現在ＤＢＳの適応となっているものは主として、パーキンソン病の他に本態性振戦（つまり原因不明の手の震え）、そして例のジストニアであることがわかる。そして治療の主眼は、パーキンソン病やジストニアに関しては、ＳＴＮ（subthalamic nucleus）と内側淡蒼球（globus pallidus interna）、本態性振戦には視床の腹側中間核（ventral intermediate nucleus of the thalamus）をターゲットにしているということだ（いずれも脳の深いところにあり、働きは詳しくはわかっていないが、体の動きを調節する役割を果たしている部分である）。ちなみにこのMedtronicという会社、心臓のペースメーカーをはじめとした医学機器の最大手ということである。ＤＢＳ等にもこのような会社が入って利益を競っているということだ。

ここで「深部脳刺激」という検索語で日本のサイトを検索してみよう。Medtronicの日本支社メドトロニックのホームページや、日本で深部脳刺激の施術を行っている順天堂大学、東京女子医科大学、名古屋市立大学、山口大学、藤田保健衛生大学など、さまざまなサイトを見ることができる。ＤＢＳの治療は二〇〇〇年四月からは、パーキンソン病の治療としては保険適応にもなっているという。写真入りの非常に細かい手術のプロセスについては、日本女子医大のサイト（http://www.twmu.ac.jp/NIJ/DBS/DBSOPE.pdf）に一見の価値がある。

不埒なファンタジーに戻る

インターネットの情報も交えてＤＢＳについて紹介したが、パーキンソン病に対する治療としてはその効果自体が確立しているということもあり、一つの治療法として定着していることがわかる。しかしそれ以外の効果については、たとえばうつ病のそれについてもまだまだこれからという印象を受ける。

このように考えるといいだろう。脳とは、きわめて複雑でその仕組みの細部は全然わかっていない精密機械のようなものである。どこのボタンをいじれば何が起きるかはわかっていないし、それを知るための人体実験は現実には不可能である。その昔一人の勇気ある人間が被験者となり、パーキンソン病には有効であることがわかった。でもそれ以外の部位を刺激して他の病気の治療を試験的に行うことには極めて慎重でなくてはならないし、患者の人権の尊重が叫ばれる現在では、実験的な試みはさらに難しくなっているというところがある。ＤＢＳはこれからどのような発展があるかわからないが、いずれにせよ有望な分野であると言えよう。

ところで読者は私の不埒な空想のことを覚えているだろうか？　オールズがネズミの脳に行ったように、人間の快感中枢に電極を差した人はいるのだろうか？　冒頭で紹介したバーンズの本にはそのことが載っている。

米国ルイジアナ州のニューオーリンズにチューレーン大学があるが、そこで一九五〇年代に初めて精神科と神経内科を合体させたのがロバート・ヒースだった。彼がこの話の主人公である。脳の深部、脳幹に隣接して中隔野という部位があるが、ネズミでそこを壊すと激しく興奮することが知られる。逆にそこに電気刺激を与えると……うっとりしてしまうというのだ。例の一時間に二〇〇〇回の話である。そしてヒースが注目したのは人間のこの部位であった。その実験のフィルムが残っているという。ストレッチャーに横たわる若い女性の姿。その脳には電極が埋め込まれていて、そこに電気が流れるようになっている。以下はバーンズの著書からの引用。

女性は微笑んでいた。「なぜ笑っているんですか？」とヒースが尋ねる。「わかりません」と彼女は応えた。子どものように甲高い声だった。「さっきからずっと笑いたくってしょうがないんです。」彼女はくすくすと笑い出した。「何を笑っているのですか？」女性はからかうように言った。「わかりません。先生が何かなさったんじゃないの。」「私たちが何かしていると、どうして思うんですか？」（一四一頁）

こうして実験は続けられたが、ヒースと彼女の会話には明らかに性的なものが感じられたという。ヒースは他の患者にも中隔野への刺激を行い、その多くはそれを快感と認識したというが、反応は人それぞれであったらしい。電極をほんの一、二ミリ動かしただけで、むしろ苦痛の反応を引き起こしたりする。中にはそれにより激しく怒りを表出した人もいて、こうしたヒースの実験を非人道的であると非難する学者もいたという。

結局バーンズの本からわかることは、快感中枢に電極をさして最後を迎えるというアイデアはうまくいきそうにないということである。彼の記述の重要な指摘を再び引用する。

特に人間の場合に顕著な脳深部刺激のこうした不安定さから、痛みと快感は、脳の別々の部位に存在するわけではなく、むしろ同じ回路のさまざまな要素を共有していることがわかる。（一三九頁）

脳深部刺激はまだ非常に粗野で大雑把な技術でしかない。極めて複雑な集積回路の中にドライバーを突っ込んで電気を流すようなところがある。たまたまそれは、ある部位に行うことでパーキンソン病の症状を軽減するという福音をもたらした。しかしそれを人の心をコントロールするレベルに持っていくためには、まだまだ前途多難という気がする。

最後にひとこと。私の例のファンタジーはお預けである。「一時間に二〇〇〇回」はよほどいいところに電極の針が刺さった場合であろう。それだけの腕のいい外科医などいないだろう。そうするぐらいなら今のうちに頭蓋骨に穴をあけておいて、自分で針を……。

◉臨床心理士へのアドバイス

ある患者さんがこんな話をした。「先週から急にズドーンと気分が落ちたんです。この三日間は起き上がれないくらいです。」彼女は三〇代後半の独身女性で飲食店勤務。この数カ月間は抗うつ剤の影響もあり、少しハイなくらいのペースで働いていた方だ。落ち込みについて思い当たるきっかけを聞いても本人もわからない。お店でトラブルがあったこともなく、家で同居している母親とけんかをしたわけでもない。このところ順調だなと思っていた矢先である。もちろん抗うつ剤だって飲み続けている。

別の女性（二〇代、大学生）のケースはこんなことを言った。「うつのスイッチは突然切れるんです。自動販売機でジュースを買って、それが下の受け口に落ちてきたその瞬間に、気持ちがすっと軽くなったりするんです。」

このようなケースにその気分の変化の原因を問うても、何も出てこないことが多い。きっと脳の中にいくつもあるであろううつのスイッチが押されたり解除されたりしているのだ。ただしそのスイッチが脳のどこにあり、どうしてスイッチオン（オフ）になったかはわからない。それはブロードマン25野（内側前頭前野）という部分であるかもしれないし、そうでないかもしれない。

抗うつ剤が効かないうつ病に苦しんでいる人は多い。そのような人にＤＢＳの施術を受けてもらうべきだろうか？　でもそれはやはり大変な手術なのだ。自分の家族がうつになってＤＢＳを受けるとしたら絶対躊躇するだろう（しつこいようだが、私自身だったらやってみたい）。なにしろ頭蓋骨に穴をあけ、脳に電極を植え込まれ、皮膚の下をコイルが伝い体に電池が埋め込まれ……。やはりつらい。しかし、である。慢性うつ病で数年間も社会生活ができない人がいる。そういう人にとっては皮下の電池がなんだ、と考えてもおかしくない。

実は「薬を飲む」ということに関しても、レベルはまったく異なるにせよ、同じ侵襲性、「何もそこまでやるなんて……」「体にそんな異物を入れて……」感が伴うことがある。家族がうつになっても薬を飲んでもらうことに躊躇する人は多い。しかし薬を処方する立場としては、薬を毛嫌いすることにより多くを失っている人は少なくないことも知っている。異物を挿入するのは自然ではない、非人道的だ、という考え方はわかるが、ＤＢＳについても、フェアにその効果を考えるべきであろう。少なくともそのような可能性を考えるきっかけにはなれば、本章を書いた意味はある。

とにかく、精神的な病は脳の複雑なメカニズムのどこかに異常が生じた結果だとすれば、それをどこかのスイッチが改善する可能性がある。ＤＢＳはそんな事情を反映している。心理士は来談者の心に生じたさまざまなことについて、心理的に説明することを急ぎすぎてはならない。心は巨大なサイコロである……ＤＢＳはそのことを思い出させてくれる。

ただしそれでもＤＢＳは心理療法の効果を否定するわけではない。言葉の力がスイッチの役割をすることもある。ある働きかけが、ある言葉が人を変えるということがある。そのような「言葉によるスイッチ」を来談者と探し求めるのも心理士の仕事なのである。

第10章　右脳は無意識なのか?

私が最近注目している分析家の中にアラン・ショア（Allan Schore）という人がいる。二〇〇八年にシカゴで開かれた解離の国際学会でプレナリースピーチをしていたのが、私の彼との出会いである。飄々としたおじいさんという感じ。しかし驚くべき人である。アメリカにはどうしてこんなに広い知識を持ち、これだけ多くの論文を書くことができるのだろうと思うような怪物のような人が時々いるが、彼もそのひとりである。愛着理論と精神分析と脳科学を渡り歩き、縦横無尽に論じるショアの代表的な二〇〇三年の著書（Affect Dysregulation and Disorders of the Self. W.W. Norton & Company, 2003）の第八章が〝The Right Brain as the Neurobiological Substratum of Freud's Dynamic Unconscious〟である。「力動的な無意識の神経生物学的な基盤としての右脳」と言うわけだ。「右脳とは無意識だ!」という精神分析家にとってはちょっと聞き捨てならないタイトルだ。正直、右脳と無意識をいきなり結びつけるのは性急ではないか、という印象がないわけではない。もちろん左右脳の機能分化はかなりあるとしても、あまりに単純化しすぎではないかと考える。しかし、かのショアが言っているのであれば、深い意味があるのであろう。そういえば少し古いが「The Right Brain and the Uncoscious（右脳と無意識）」（R. Joseph, Basic Books, 1992）という本を見かけたことがあるが、その存在も気になってはいた。これらの説には学ぶべきところがあるのだろうか?　そこで本章ではショアの諸説を紹介し、どこまで右脳＝無意識という説に信憑性があるかを探ってみることにする。

なぜ左右脳は分かれているのか？

ところで読者は、そもそも脳がどうして右脳と左脳に分かれているのかを不思議に思わないだろうか？　その理由はよくわかっていない。しかし一ついえることは、左右の脳の機能分化はかなり明確で、しかも相互補完的であるということだ。あたかも神が心のあり方の二重性、いわばロゴスとパトスの二つのために、それらを専門に扱う場所として左右の脳を分けたかのようである。言語を扱う言語野は多くの場合左脳にあるが、感情的な情報の処理、たとえば顔の表情を読み取る力は右脳が圧倒的に優れている、ということからも明らかである。そしてそれだけでなく、表情で感情表現をする際も、右脳の働きが大きい。

言語野は左脳にある、と言ったが、言語は左脳のみで扱われるかと言えば、決してそのようなことはない。言語機能はむしろ左右脳にまたがっているとも言える。言葉の意味をつかさどるのはもちろん左脳の方だ。しかし感情的な単語を処理するのは右脳であるという。

さらに身体感覚についてはどうか？　右脳は身体マップを有して身体レベルで生じていることを常にモニターしている。つまり感情、身体、それに言語の情緒的な側面まで右脳の支配下にあることになる。

そこでショア先生は上に示した論文の中で、次のように提案する。「フロイトの言う力動的な無意識は、右脳に存在するのだ。それは階層的で自己組織化する調節システムが各瞬間に行っている活動に相当する」。他方フロイトは意識を左脳だと明言してはいない。しかし興味深いことに、自我を左脳の言語野に相当するものとしているところが見られる。ということはフロイトもある意味ではショア先生と同様のことを一〇〇年以上前に考えていたと言うことになる。

ところで無意識が右脳、意識が左脳、ということになると両者の力関係はどうなるのだろうか？　右脳と左脳の間には、脳梁という三億本ほどの神経回路の束がある。それが左右の大脳半球の連絡路というわけだが、左右の脳はお互いをけん制したり、活性化したりということが起きていることがわかっている（Bloom, JS and Hynd, GW: The Role of the Corpus Callosum in Interhemispheric Transfer of Information: Excitation or Inhibition? Neuropsychology Review, Vol. 15, No. 2, June 2005, 59-71）。たとえば左脳の活性化は時には右脳を抑制することが知られ、それが精神分析でいう抑圧に相当する。つまり知的な理解や判断には、感情に基づく判断や行動を抑える働きがある。それにより右脳の活動はますます見えにくくなり、「無意識」化するという理屈になる。しかし同時に私たちは感情的に高ぶると左脳の機能、たとえば言語野を抑制するという現象を、体験的に知っている。感動すると言葉が出なくなる、動揺するとしどろもどろになる、という体験を持たない人はほとんどいないだろう。これは逆に右脳が左脳を抑制、干渉していることになるが、無意識に抑圧された内容が表層に現れる言語や行動を左右するというフロイトの考えに合致するということになる。この意味では、右脳を無意識と捉えるという方針は無意識と行動の力動的な関係を反映することになり、案外悪くないのかもしれない。

右脳の話はこれからも続くのであるが、ここでちょっと一休みをして、私自身の素朴な疑問を呈しておきたい。ショア先生は偉大な精神医学者で、精神分析、脳科学、発達理論のすべてをカバーしつつ膨大な論文を書いている碩学であることはわかった。心を扱う学者としては最も高い素養を備えた研究者の一人と言える。しかしやはり彼は分析の人間なのである。一般にアメリカにおける「神経精神分析学（neuropsychoanalysis）」の流れは、「フロイトが言っていたのは、実は脳科学的にはこのことだったのだ」と、結局フロイト理論を肯定し再認するというニュアンスがある。「フロイトが無意識といっていたのは、実は脳科学的には右脳のことだったのだ……」。しかしそれはフロイト理論の崇拝者を満足させるのはいいとしても、若干牽強付会という感を免れない。

右脳イコール無意識という仮説の妥当性を検討するための一つの素材を提供しよう。いわゆるスプリットブレインという、左右をつなぐ脳梁を切断した人の所見である。彼らの右脳と左脳に別々にアプローチできることでさまざまなことがわかる。分離された左右の脳には、それぞれ指示を与えることができ、それに対する反応を得ることができる。左脳には言語的にアプローチするのに対して、右脳には非言語的に、たとえば絵などを示すことにより働きかけるのだ。すると右脳は右脳で、左脳は左脳で、それ自身が覚醒し、判断を下しているのがわかる。よく引き合いに出される例では、患者の左手が奥さんの首を絞めようとしているときに、右手の方は、その手を振り払おうとするといった動作が見られるのだ（Robert Ornstein: The Right Mind. Hartcourt Brace & Company, 1997）。

これは一見精神分析的にも説明できる気がする。右脳の無意識は奥さんの首を絞めようとする。左脳の意識はそれを止めようとする。この人は脳梁を切断する前には、奥さんの首を絞めたいという無意識的な願望を常に抑圧していた、ということになるだろう。しかしこれほど単純なのだろうか。右脳は切り離されたら応答にもこたえるようになる。ということは「覚醒」していたのだ。そして奥さんの首をしめようとしたのだ。無意識どころか「意識」があったのである。ということは左脳と連絡をするようになり、「無」意識になってしまったのだろうか。

ちなみに右手と左手が別行動を起こすというのであれば、多重人格の人々にも見られる。右手は人格A（おそらく左脳に主座がある）が、左手は人格B（おそらく右脳に主座がある）が支配するといった場合である。ということは右脳は右脳で一つの意思を持った人格を形成しうる、無意識ならぬ「他意識」となりうるポテンシャルを持っているとは考えられないだろうか。それがたまたま脳梁という連絡路が存在している限りにおいて、無意識的なポジションを保っているとは言えないだろうか。

右脳は何に特化しているのか？

再びショアの説に戻ろう。彼が右脳の機能の中で特に強調しているのは、右の眼窩前頭部（以下ＯＦと略記する）における共感の機能である。この部分は倫理的、道徳的な行動にも関連し、要するに他人がどのような感情を持ち、どのように痛みを感じているかについての査定を行う部位である。もし脳のこの部分が破壊されると、人は反社会的な行動を平気でするようになるということだ。その意味でＯＦは超自我的な要素も持っているというのが、ショアの従来の考え方であるという。

さらにはＯＦは心に生じていることと現実との照合を行う上でも決定的な役割を持つという。自分が今考えていることが、現実にマッチしているのかを判断する能力。これと道徳的な関心という超自我的な要素とは実は強く関連している。今、自分が言い、行っていることが、現実の周囲の人間や周囲で起きていることにとってどのような意味や影響力を持つのか。いわば外界からの知覚と、内的な空想とのすり合わせを行うという非常に高次な自我的、超自我的機能を行っているのもＯＦであるわけだ。これらの能力は、常に意識されないながらも自分の心のあり方を監視しているという意味では無意識の役割として捉えることができる。

読者は、ここで右脳が無意識を担うということと、それが超自我の機能を持つということは矛盾していると感じるかもしれない。しかしそれは二つのモデルの混同から生じる疑問である。意識、前意識、無意識とはいわゆる局所論的モデル、自我、超自我、エスとは構造論的モデルである。両方は別々のモデルとして心を説明し、しかも両者にはオーバーラップがある。たとえば自我の働きの中にも無意識的なものもある、というふうに。ショアが提出しているモデルは、右脳が左脳の支配下で無意識的に、つまりバックグラウンドで実にさまざまな情報処理を行っているという事情を表しているのである。

精神分析家でもあるショアの最大の貢献は、彼が脳と心の接点について詳しく論じている点であろう。一世紀前に精神分析的な心についての理論が注意を促したのは、私たちが意識できない部分、すなわち無意識の役割の大きさである。フロイトは無意識をそこでさまざまな法則が働くような秩序を備えた構造とみなしたり、さまざまな欲動の渦巻く一種のカオスと捉えたりした。要するに彼にも無意識はつかみどころがなかったのである。夢分析などを考案することで、彼は無意識の法則を発見したかのように考えたのだろうが、無意識はそれ以上に複雑だった。無意識を含んだ心の理解が遅々として進まない一方で、それ以外の領域が急速に進歩した。それらが脳科学であり発達理論だったのである。

ここで読者は、脳科学と発達理論がしばしば、このようにペアで言及されることに気づかれるだろう。なぜ発達理論がこうも注目を浴びているのだろうか？　それはおそらく人間の乳幼児が観察対象になって、さまざまな心身の機能の発達がいわば科学的に調べられるようになってきているという現状と関係がある。乳幼児を用いると言うと聞こえは悪いが、その結果としてますます注目されてきているのが、乳幼児の脳の発達に母親とのかかわりが極めて重要であるという事実である。つまり科学的な観察の対象にされることが乳幼児にとっても結果的に有益なことといえるのだ。

発達論者が最近ますます注目しているのが、発達初期の乳幼児と母親の関係、特にその情緒的な交流の重要さである。早期の母子関係においては、極めて活発な情緒的な交流が行われ、いわば母子間の情動的な同調が起きる。そこで体験された音や匂いや感情などの体験は主として右脳に蓄積されていくという（Semrud-Clikeman and Hynd: Right Hemisphere dysfunction in nonverbal learning disabilities: social, academic, and adaptive functioning in adults and children. Psychol. Bull, 107:196–209. 1990）。また生後の二年間は、脳の量が特に大きくなる時期であり、右の脳の容積は左より優位に大きいという（Matsuzawa, J., Matsui, M.et al.: Age-related changes of brain gray and white matter in healthy infants and children. Cerebral. Cortex. 11: 335–342. 2001）。

右脳と自律神経（ANS）

最後に右脳の機能として、これまで十分に扱ってこなかった問題について論じよう。それは自律神経である。

「ジリツシンケイ？ あまり大事そうじゃないなあ」と読み飛ばしたくなるかもしれない。しかし私たちの体のうち自由にならない部分、つまり意図的に動かせない部分は、みなこの自律神経が関与しているのだ。私たちは健康な状態では腕や足を自由に動かすことができる。しかし臓器に関してはそうではない。「緊張して胸がドキドキして煩わしいので、心臓を調節して鼓動をすこし遅くしました」というわけにはいかない。「便秘気味なので、一生懸命大腸をくねらせました」という話も聞かないのだ。それは、これらの臓器が、いわば第二の脳としての自律神経により働いているからだ。以後、自律神経（autonomic nervous system）を縮めて「ANS」と書き表すことにするが、この自律神経という言葉自体が、自分たちで勝手に動いて調節している神経系統、という意味であることはいうまでもない。そしてこのANSに深くかかわっているのが、右脳というわけだ。

ANSでは二つのシステムが綱引きをしているのはご存知かもしれない。交感神経系と、副交感神経（迷走神経）系のことである。交感神経系は血圧を上げたり、心臓をドキドキさせたり、ということに関係し、いわばエネルギーを消費する方である。それに比べて夜に活発になる副交感神経は省エネモードだ。ではこのANSが、「右脳＝無意識」の議論にどのように結びつくのだろうか？　そう、これを説明しておかなくてはならない。

ANSがどうして無意識に関係しているのか？　ひとつ例をあげよう。朝起きたあなたが、ふとそわそわしていることに気がつく。頭もいつもよりさえているし、何か胸がドキドキしている。目もいつもより早めに覚めてしまった。なぜだろう？　そして気がつく。「そうか、今日は会社でプレゼンの日なんだ。」

この場合「今日は会社で緊張を強いられることがある」という認識は、あなたの心の中では完全な無意識ではない。しかしいつもはない胸のドキドキを意識して「あれ？」と思った瞬間には、頭になかったであろう。一方それを体、特に交感神経系のANSは知っていたということになる。いつもより少し早く目が覚める、ということもおそらくその表れといえるのだ。ANSにはこのような性質がある。いったん意識が「自分の身には～ということが起きるかもしれない」と判断すると、後はANSが自動的に体でそれを待ち受ける態勢を作るのである。

そしてこのANSの判断は正直である。もしあなたが「今日のプレゼンなんて楽勝だよ。緊張なんかしていないよ」と人にも言い、自分でもそう思っているとしよう。でも心臓のドキドキや手足の震えはそれを裏切る形で体に表れるだろう。これはANSが無意識をあらわしているというわかりやすい例の一つといえる。

◉臨床心理士へのアドバイス

右脳を無意識の座と考えることで、心理士の来談者への対応はどう変わるのだろうか？　少なくとも、フロイト的な意味での無意識とは別の無意識をイメージしなくてはならなくなるであろう。そして精神分析的な無意識の探求は、これまでと少し違った意味を持つことになるはずだ。

もしショアのように右脳≒無意識と捉えるならば、無意識の探求とはすなわち右脳の探求ということになる。そして右脳には言葉に情緒的な意味合いや抑揚を与える機能があるとするならば、治療者が探索するべきなのは、言葉の字義的な意味ではなく、その情緒的な背景ということになる。私は治療者が、このショアのいう意味で無意識を探求するのは悪くないと思う。むしろフロイト的な無意識の探求よりもわかりやすい。フロイトの無意識には、得体の知れないものが渦巻いたカオスというニュアンスがある。しかし右脳としての無意識はもう少し明確で、その内容も比較的わかりやすい。治療者はそれをターゲットにすればいいと思う。

たとえば来談者がセッションの冒頭で「今日は何も話す気がしません」と治療者に伝えたとする。従来の精神分析的な考え方だと、「これは来談者の側の何らかの無意識的な抵抗の表れではないか？」ということになるだろう。しかし右脳≒無意識に基づく考え方に従った場合は、その言葉が伴っている情緒的なトーンに注意を向けることになる。するとその時の来談者の声が抑うつ的に響いていたり、倦怠感を漂わせていたら、それらの「話す気がしない」という言葉はそれらの情緒を反映していると判断することになる。またその言い方が何か挑発的であったり、とげがあると感じられたら、それは治療者に対する怒りの表現として捉えられるだろう。言葉に伴うこれらのトーンや響きは主として右脳により与えられるものである。すると「これは来談者の側の抵抗の表れである」という分析的な見方は、さまざまな可能性の一つにすぎないことになる。

言葉とはいわば他人と社会的な関係を維持し、また自分にとって必要な信念や論理を守るための道具という側面がある。精神分析家ウィニコットに「偽りの自己」という概念があるが、言葉は少なくとも字義的な意味においては、ちょうどそれに該当するだろう。その人が被っている仮面、外皮のようなものだ。治療者は来談者と対面して、その仮面を見通してその内部に語りかけ、内部とコミュニケーションを図る。これは言うはやさしく行うは難し、であるが、より関係性を重んじたり、ラポールを重視したりするということになる。そしてそれは治療者側の右脳≒無意識をしっかり用いよ、ということにもなる。

第11章　愛着と脳科学

ショアの著作を追うことで私たちが自然に導かれるのが、「愛着と脳科学」というテーマの重要性である。実はこれには素晴らしい種本がある。『愛着と精神療法』（デイビッド・J・ウォーリン著、津島豊美訳、星和書店、二〇一一）である。本章はこの本を導き手として書き進めたい。

そもそもなぜ愛着の脳科学的な側面が重要なのか。脳は生まれたときもっとも未発達な臓器だ。たとえば腎臓も肝臓も心臓も皮膚も、赤ん坊のそれはサイズは小さいが大人のそれらに匹敵する機能をしっかり持っている。しかし赤ん坊の脳の機能は、その生理学的な機能をつかさどる脳幹の部分や、自律神経系統をのぞいたらゼロに近い。なぜなら赤ん坊は一言も言葉を話せず、理解もできず、まだ焦点を合わせて見ることができず、実に何にもできないのだ。そして赤ん坊を保育器の中に入れて食物を与えるだけでは脳は永遠に育たない。養育が決定的な影響をもたらすのである。そこで大事なのは、母親から優しくなでられ、暖かな声をかけられ、見つめられ、その他のさまざまな新しい刺激を受けることなのだ。

私たちが安定した心で社会生活を送っているとしよう。心はおおむね満ち足り、特に不安にざわつくことなく、日常の仕事をこなし、余暇を楽しみ、休息をとる。その間、脳はその局所が過剰に興奮して余計な信号を流し込んでくることはなく、その快感中枢は、極めて緩やかながら刺激されているはずだ。脳にそのような環境が出来上がっているというふうにも考えられる。いわば心という現象が生じるための安定した環境というわけである。

ここで局所的な過剰な興奮がないと言ったが、それは常に大脳皮質の感覚野が自発的に興奮して余計な信号を流し込んできたり（幻覚体験）、青斑核が興奮して不安を引き起こしたり、扁桃核が刺激されて恐怖の感情が湧いたりすることはない、というような意味だ。脳は慣れ親しんだ感覚入力（好みの音楽、アロマ）、新奇な刺激（ドラマの思いがけない展開、好きな歌手の新譜）に反応して、あるいは親しい人との触れ合いを通して、あるいは食事や休息により快感を味わい、それが生きる喜びを生む。それらは決して一定限度を超えない、緩やかな快感中枢の興奮なのである。それが心の生育に適した環境を形成する。ではこのような脳の環境とは何かといえば、つまるところ脳という巨大な神経回路のひとつの興奮パターンなのである。ちょうど一定の気温と降水量と風と太陽の光を与えられた気象条件のようなものだ。そしてその基礎を築くのが、生後数年を通して行われる養育なのである。

こんなイメージでもいいかもしれない。心が豊かな土壌を持つ畑であるとする。最初に耕し、肥料を撒く作業は赤ん坊一人ではできない。赤ん坊はいわば土そのものであり、それを耕し肥料を与えてくれるのは母親なのである。しかもその畑が肥沃になる機会はただ一度しかない。それは赤ん坊という名の真新しい土の時である。誤った肥料を与えらえ、誤った耕し方をされた土地をその後に改良することは至難、というより不可能なのである。

愛着に関する脳の構造

ところで新生児の段階ではまだ脳幹しか成熟していないと言ったが、脳幹は脳のもっとも原始的な部分である。ここはいわば愛着を始めるための準備を整えているのだ。新生児が母親に自然と惹きつけられ、おっぱいを探すのは誰に教わったわけでもない行動である。脳幹部分にすでにプログラムされた反射なのである。ここで前章で述べたＡＮＳ（自律神経系）の話をおさらいしておくと役立つだろう。

常識的な話だが一応言及しておくなら、脳の系統発達を考えると、一番原始的な部分が脳幹だ。『脳科学と心の臨床』で紹介したポール・マクリーンの脳の三層構造説を復習しよう。

1. 爬虫類脳（reptilian brain）：最も古い脳器官、自律神経系の中枢である脳幹と大脳基底核より成り立つ。自己保全の目的のために機能する。

2. 旧哺乳類脳（paleomammalian brain）：海馬、帯状回、扁桃体などの〝大脳辺縁系（limbic system）〟から成り立ち、快・不快の刺激と結びついた本能的情動や感情をつかさどる。種の保存の目的＝生殖活動のための脳。

3. 新哺乳類脳（neomammalian brain）：大脳新皮質の両半球（右脳・左脳）から成り立つ。言語機能と記憶・学習能力、創造的思考能力など高次脳機能の中枢。

脳幹は生命の基本的な機能をつかさどる最も大切な部分で、赤ん坊は生まれたときから少なくともトカゲや蛇並みの機能はしっかり備えている。二〇一二年の夏に上野動物園でパンダの赤ちゃんが死んだ際に映像が公開されたので、ご覧になった方も多いだろう。あのまったくの未成熟な赤ちゃんでさえ、甲高い声で鳴き、お母さんのおっぱいにすがりつく能力だけは備えていた。そしてそこで中心的な働きをするのがＡＮＳだ。

ちなみにＡＮＳについての最近の研究のトピックは、迷走神経の副側迷走神経と背側迷走神経への分類である。両方とも迷走神経だからエネルギーを消費する交感神経のブレーキをかけるのが役割だが、前者が危機的状況でブレーキをかけるのをやめて交感神経を一挙に興奮させるのに比べて、後者はそれでもダメなときにシャットダウンをしてしまうと言うのだ。コンピューターの強制終了とかリセットボタンのようなものだが、これが最近では解離現象と関連付けて理解されている。拙書『続・解離性障害』（岩崎学術出版社）でもまとめたが、危機状況では三つのＦが関連する。Fight（闘争）、Flight（逃避）、Freezing（凍りつき）。最後の凍りつきが、このシャットダウンに相当し、臨床的には解離性昏迷状態として観察されるのだ。

いずれにせよ愛着を支えているのは、生下時から唯一成熟した機能を営んでいる爬虫類脳（マクリーン）、つまり脳幹、大脳基底核というわけである。

愛着には爬虫類脳だけでは足りない

結局私が言いたいのはこういうことだ。愛着とは決して心理学的なプロセスだけではない。かなり生物学的なものでもあるのだ。それを通して、脳の配線の基礎が作り上げられていくプロセスでもある。人はそれを一生使っていくのであるから、しっかりと安定したものが必要だ。建物の基礎部分のようなものと考えてもいい。人間は生まれたときにはその脳は未熟で配線はほとんどできていないが、動物的な部分はすでに出来上がっているので、まずはそれを使って愛着の形成を開始する。しかしもちろん脳の配線はそれだけでは十分には成立しない。親子の間の情愛の交流があり、そこでの情報の行き来が生じる必要がある。そしてそれには脳幹だけでは全然足りない。感情をつかさどる大脳辺縁系という部分が必要となる。そしてそれがマクリーンの言う旧哺乳類脳なのである。

ここで考えてみよう。イグアナの親子の仲むつまじい光景など考えられるか？　蛇のお母さんが子蛇を抱っこして毛づくろいならぬウロコづくろいをするとか？　やはり想像できないだろう。爬虫類はまともな愛着など形成しないのだ。第一、愛着、というからにはそこに情緒的な結びつきが想定されるわけであり、それには子どもは可愛くなければならない。やはり毛とか羽が生えていなくては。ということはやはり哺乳類からだろう……。ここら辺一気に非論理的になったが、言いたいことはお分かりだろう。親子の結びつきは、そこに情緒が伴わなければ、それを愛着とは呼ばない。そこにかかわるのが爬虫類脳より上のレベルの脳、すなわち大脳辺縁系、特に扁桃核と海馬である。

扁桃核と海馬については、前書『脳科学と心の臨床』でも触れているが、もう一度愛着との関連で触れたい。まず扁桃核。私はこれが好きである。扁桃核オタクといってもいい。なにしろ面白いのだ（ちなみに「扁桃」とは、平べったい桃、アーモンドの実ことだ。アーモンドの実に形が似ているということで、扁桃核の名がついたのだ）。

扁桃核は小さいくせにすごいことをやってのける。まず情報の中に危険なものがあると反応してアラームを出すような細胞がたくさん入っている。人間だったら、クモに反応する細胞、蛇に反応する細胞、職場の嫌いなあの人に反応する細胞……その大部分は、過去の忌まわしい記憶の結果生まれた細胞である。ということは、まず扁桃核は記憶器官であるということだ。たとえばタマネギを口に入れてまずくてゲーッとなった子どもは、「タマネギ」と聞くだけで「キライ！」と大声を出すだろう。ということはそのトラウマの記憶と、タマネギに反応する細胞の形成が共に扁桃核の中で行われると言うことになる。実はこの作業を動物は生まれたときから行わなければならないために、扁桃核は生下時からもう機能しているというのだ。

では大脳辺縁系のもう一つの主役である海馬はどうなのか？　海馬についても前著『脳科学と心の臨床』である程度詳しく書いたことだが、ここも愛着との関連で触れてみる。

海馬が扁桃核と違うのは、海馬は扁桃核と違って生後の二～三年はまだ機能しないということだ。その代わり三歳以後は海馬は記憶の中枢となる。そうして扁桃核の暴走を止めてくれるという重要な働きを持つ。それまで人間は海馬なしで生きていかなければならない。

海馬は記憶の中心となる、と言ったが、その記憶の処理の仕方はかなり「事務的」である。扁桃核による記憶のように未整理で曖昧なものではない。いわば紙に書きとめられたり、ビデオに撮られたような記憶である。いつ、どこで何があったか、など、時空間上に整理された記憶だ。これを心理学では「明白な記憶」と呼ぶ。この明白な記憶があるかないかにより、その記憶の振る舞いは大きく異なってくる。

例をあげよう。ある赤ん坊が蛇を嫌いになったとする。よほどいやな思いをしたのであろう。といっても猿は生まれつき蛇に反応する細胞が扁桃核にあるらしいから、人の扁桃核にも生まれつき備わっているかもしれない。しかしともかくも赤ん坊は一度蛇にかまれたり巻きつかれたりするなどして、恐ろしい体験をしてから、それがちょっとしたトラウマになって蛇を見ると泣き声をあげるようになったと仮定しよう。これは扁桃核による反応であることはすでに述べた。扁桃核の中にいわば「蛇細胞」が出来上がり、それが刺激されると体中にアラームが鳴り響くのである。

さてその赤ん坊が蛇の写真を見せられたとしても、少なくとも最初はやはり同じ反応をするはずだ。しかしそれが単なる紙にプリントされたものであり、実際には触っても動かずに、噛まれたりすることがないということを何度か繰り返すうちに、蛇の写真は恐怖体験をもたらさなくなる。私の予想では、その時に扁桃核では「蛇細胞」以外に「蛇の写真細胞」が形成されるからだろうと思う。すると今度は蛇の写真を見てもそちらの方が反応するので、赤ん坊はパニックにはならない。しかしこのプロセスには少し時間がかかるだろう。

さて海馬の機能が成立する三歳以降ではどうだろうか。この段階でも、やはり蛇を怖がる子どもは、初めて蛇の写真を見せられたらパニックになるだろう。しかし一度それを触って確かめ、「なーんだ、怖くないんだ」という体験を持つと、次回から蛇の写真を見たときにそれを思い出すことができる。もちろんそれでも扁桃核のレベルでの反応が残り、ヒヤっとくらいはするだろう。しかし海馬による明白な記憶のおかげで「この間の写真だから怖くないよ」と自ら言い聞かせ、すぐにその怖さを克服できるというわけである。このように海馬は、扁桃核の短絡的な反応を、これまでの記憶を取りだして修正し、抑制することができるというわけだ。

では愛着に関してはどうか。八カ月不安などの現象からわかるとおり、赤ん坊は明らかに海馬の成熟前に母親を認識し、他人と区別をすることができる。なにしろ二歳までに言葉も習得するということは、海馬以外の記憶のメカニズムはたくさんあることになる。扁桃核だって一部は関係しているだろうし、小脳だって大脳基底核だって関与しているかもしれない。要するに明白な記憶はできなくても、慣れ、習慣というレベルで赤ん坊はどんどん外界を取り入れ、学習していく。ということはこういうことだ。海馬は愛着においてそれほど決定的な役割を果たさない。それは最初の一、二年の最も愛着にとって大事な時期に機能していないということからもわかる。ただしその一、二年の期間に養育の破たんやトラウマが生じた場合には、海馬はそれらをある程度修復することができる。

仮にごく幼少時、たとえば二歳の頃に成人男性からトラウマを受けたとする。海馬の力がなければ、永久にその成人男性を思い起こさせるような人を恐れることになるだろう。しかし海馬はその後にさまざまな「明白な記憶」を蓄積させ、それ以外の成人男性にあった時は、「この人はこの間会った時に安全だったから、今回も大丈夫だろう」という形で扁桃核の暴走を抑制するのである。

新皮質と愛着

愛着との関係で最後に登場するのは新皮質であり、これはマクリーンの三番目の脳に相当する。ここで読者は当然次のような疑問を覚えるだろう。「動物でも愛着行動をちゃんと起こすということは、人間に特に発達している新皮質はあまり愛着には関係していないのではないか？」この答えはイエスであり、ノーである。そう述べる根拠をここに示そう。

前章（第十章）では「無意識とは右脳か？」という問題を考えた。私たち人間や類人猿において顕著に発達している大脳新皮質は、左右半球でかなりその働きが異なる。そのうち左半球については、その存在理由はある意味ではかなり明確である。というのも人間は動物に比べてはるかに多くの情報を操ることができ、また言語を用いることができる。左脳の大脳皮質の発達は人類にとってそのような意義を持っていたのだ。

それに比べて右脳はどうか。右脳は情緒的、全体的、非言語的、直感的、関係的な機能をつかさどっている。そしてそれらの機能はおそらくより愛着に密接に関係していることが予想される。なぜなら愛着行動はまさに情緒的、非言語的、関係的だからだ。

そこで次のような問いを立ててみる。人はこれらの大脳半球を有することで、より愛着行動を形成したり示したりすることに適するようになったのであろうか？　答えは先に述べたように、イエスでありノーなのだが、以下はその説明である。

まず大脳半球の存在は、愛着行動そのものを抑制することはないということだ。「いや、人間の社会では愛着障害や育児放棄が起きているではないか」と言われるかもしれない。しかし二〇一二年七月に上野動物園で起きた、パンダの「シンシン」の育児放棄のことは記憶に新しい。育児放棄は動物界ではよくあることだ。種の保存の法則に厳密に従う場合には、少なくとも生存の可能性が低い子孫によりエネルギーを注ぐことは理屈に合わないことになる。だから動物園などではスタッフが子育てを放棄した親の代わりに子を育てるのに忙しいというわけである。

人間の場合には大脳皮質という巨大なコンピューターが備わっていて、そこで処理できる情報は情緒的、非言語的なものも含めて多い。人間の子どもを育てるためにはそのような母親の能力が役に立っているはずだ。ここは私の純粋な想像だが、人間の赤ん坊の顔を見ていると、その表情の豊かさに驚く。動物の顔には見られない表情が、顔のあらゆる表情筋を使って表される。これはそれを読み取って処理する母親の能力の高さをも反映していると考えるべきであろう。言葉の微妙なトーンを読み取る力もまた同様である。

しかし大脳皮質の発達は、さまざまな形で愛着の表現に抑制をかける可能性をも含む。日常臨床でしばしば来談者から聞くのは、「幼いころ自分の感情を親に表現できなかった」という訴えである。言語というコミュニケーションの手段を有する人間は、それに頼りすぎて、それで表現しえない部分を切り捨て、あるいは無視する危険性をも持つ。すると言葉で感情を伝えることができない子どものさまざまな変化を、親は無視する可能性もあるだろう。子どもの側の「こんなことを言っては親を心配させるのではないか?」という懸念もまた大脳皮質の産物である。その結果として自然な愛着や依存を表現できない子どもがいることもまた確かであろう。

このように考えると、人間の巨大な大脳皮質が愛着行動に及ぼす影響についても、さまざまな可能性を考えなくてはならないということになる。

◉臨床心理士へのアドバイス

愛着に関する研究が進み、新しい知見が得られることで、心理療法の捉え方も大きく変わらざるをえない。愛着の問題は子どもに対してのストレンジ・シチュエーションや、母親に対するＡＡＩ（成人愛着面接）などによりある程度実証的なデータを得ることができている。そしてそれにより、子どもの愛着のパターンが、母親が本来持っていた愛着のパターンからある程度は推測できることがわかってきている。するとそれは診断にも治療にも大きな変化を与える可能性があるのだ。

私がなじみの深い精神分析の一学派である「関係精神分析」の分野では、発達理論が治療論に組み込まれることはもはや常識となっている。関係精神分析は、治療者と来談者という二人の対等な（しかし役割の異なる）人間同士の情緒的な交流に重点を置く精神分析の流れであるが、そこでの関係性とは、当然母子間の関係性から連続しているものとみなされる。つまり母子間で成立しているはずの安定した二者関係を持つ能力が障害されることが、さまざまな病理を生むと考えるのである。

ところで、本書では脳科学との関連でさまざまなテーマについて考察を加えているのであり、愛着についても同様である。そこで次のような認識を持ってほしい。すでに述べたように、生後二、三年以内に愛着形成がなされるが、それは脳内の基礎的な神経ネットワークが構築されることを意味する。それを心という建物の基礎工事と考えよう。安定した、秩序だった骨組みによる基礎工事は、その後の地上階、上層階の建物を支える上で極めて重要になる。基礎工事がおろそかになると、その後の建物の安定度、耐震度などに極めて大きな影響が出てくる。

ちなみにここら辺の思考には実は私の日常生活が大きく影響している。都心にある私のオフィスのあるビルのすぐ隣では、約二年がかりでこれまでの古い建物が壊され、新たに高層ビルを建築している。その間ずいぶん騒音に悩まされたが、建築のプロセスを基礎工事からいつも窓越しに眺めていた。そして建物が出来上がる過程で、いかに基礎に時間とエネルギーが注がれているかを実感したのである。人間の心の構築もまったく同じなのだ。心の基礎工事としての神経ネットワークの構築は、安定した養育関係の中でなされなくてはならないのである。

心理療法は基礎部分どうしのドッキング

そこで少し唐突なようだが、心理療法とは治療者の側の基礎部分と来談者の側のそれがドッキングするようなものだというイメージを持っていただきたい。人間＝建築物というイメージは心に浮かべにくいかもしれないが、少し無理をして、治療関係を、二つの建物が一時的にドッキングするという実際にはありえない事態としてイメージしてほしい。来談者の基礎部分はグラついたものでも、治療者のそれとドッキングすることで一時的に補強されて安定するかもしれない。すると来談者の側の心は基礎が一時的に支えられる分だけ上層階も安定し、そこで行われるべき仕事もより能率が上がるだろう。過去のことを振り返ったり、現在の人間関係で悩んでいる事柄についてより深い洞察を得たり、深い反省を加えたりできるかもしれないのである。そして来談者が治療者の基礎部分を借りて一時的に安定している状態で、自身の基礎工事を一部やり直すこともできるかもしれない。十分に深部に達していない杭を打ち込みなおす、とか。梁を一本補強するとか。

あるいは治療者の方は、来談者という建物の基礎部分に直接触れることで、どのようなときにそれが揺れやすいか、どのような方向に傾きやすいかを知ることができるかもしれない。時には来談者の側の基礎部分の揺れが自分の基礎部分に伝わってくることで、来談者の心で起きていることをより身近に感じたり、場合によってはそれに少し巻き込まれるようなことも起きるかもしれない。これらは精神分析では同一化とか取り入れ、共感、あるいは逆転移などといわれている現象である。

治療関係をこのような比喩で捉えることは、治療者の姿勢や態度に特に変化をもたらさないかもしれない。私もここで特別の治療方針を提言しているつもりはない。ある意味では常識的なことである。しかしこのような認識は、治療がいわゆる左脳的な、知的で認知的なプロセスだけにはとどまらないということを再確認させてくれるであろう。分析的な治療における言葉による解釈も、認知行動療法的なマテリアルを介したかかわりも、主として「上層階」で行われることである。そこには同時に必ず下層階や基礎部分でのやり取りが関わっているし、それを意識しない治療者、自分の基礎部分を来談者のそれにドッキングさせることをためらう治療者の場合には、来談者はそれに気づくことになり、そこに物足りなさを感じるかもしれないのである（もちろん来談者がそれを望まないのにドッキングしてくる治療者は、警戒されたり、侵入的と思われたりする可能性があるので注意しなくてはならない）。

第12章　サヴァン症候群が示す脳の宇宙

皆さんはこんな想像をしたことはないだろうか？　類人猿が大脳をさらに大きく進化させることで、人類が生まれ、高い知性を獲得したわけだが、では人類が突然変異でさらに進化したらどうなるだろうか？　大友克洋の『アキラ』に出てくるような超能力を持った新人類が誕生するのだろうか？

私はそうは思わない。それはあまり現実的ではないからだ。人の能力の獲得に、その種の飛躍はないだろう（というより超能力を私はやはり信じてはいない）。その代り一瞬にして三ケタ×三ケタの掛け算をこなし、一度読んだ本は二度と忘れなかったり……。そんな能力だったら獲得するかもしれないと思っている。それらは超人的ではあっても、私たちが通常のレベルで備えている、暗算をしたり、暗唱したりする力の延長線上にあるからだ。いつ人類は、もう一度進化を再開してそのような力を獲得するのだろうか？

しかしこの空想は少なくとも二つの壁に突き当たる。人は事情があってこれ以上脳を大きくすることができないのだ。その一つの壁は、骨盤の大きさである。人間の女性の骨盤の内径は、今の大きさで赤ん坊の頭が通過するギリギリなのである。ということは胎児期にこれ以上人は頭を大きくすることが解剖学的に無理だということになる。まさか出産は帝王切開でということが常識とはならないであろう。さらにもう一つの壁がある。一瞬にして複雑な計算をこなすだけの神経回路が本来存在しえないとしたら、初めからこんな想像は無理なのではないか？　脳がいくらこれ以上進化しても、本質的に電卓にはなりえないとしたら……。

ところがこの第二の壁についていては、実はありうるかもしれないと考える根拠がある。常識ではありえないような能力を示す生き証人がいる。それがサヴァン症候群を有する人々だ。「サヴァン」とはフランス語のsavant（学者）から来ているが、この症候群のもとの呼び名はidiot-savant（白痴学者）という差別的な表現だった（idiotとは馬鹿、白痴、という意味である）。これは超人的な能力を持った自閉症の人々をさす言葉だが、実際には自閉症圏にあっても高い知能を持った人たちが同時に超人的な能力を持つということもあるから、もともとこのidiot-savantという言葉自体が誤解を生じるものであったことは間違いない。ともかくも彼らの脳にできることは、通常の私たちの脳にはブロックがかかっていてできないだけかもしれない、少なくともそのような見方があるということを私は言いたいのである。

私の愛読書に『なぜかれらは天才的能力を示すのか』（ダロルド・トレッファート著、高橋健次訳、草思社、一九九〇）という本があるが、ここには実際に三ケタ×三ケタの掛け算を即座にやってのけるサヴァンの天才児たちが描かれている。彼らの特徴は、それをどのように計算しているかを人に説明できないことだ。彼らには答えが自然にわかるという（例の、脳や神経ネットワークの自律性の話と関連していると考えていただきたい）。そしてこのことは、私たちの頭にも、同様のことを行えるだけの潜在能力があるという空想をいだかせる。私たちはそれを抑制しているだけかもしれないのだ。とすると、まるで私たちの脳は無限の宇宙のようなものだ……。

私はサヴァン症候群について読むのが好きだし、その感動を伝えるためにこうして書くことも好きだが、読者の中にはそれらについてすでに知っている人もいるかもしれない。それらの人々にとっては、次のような解説はすでになじみ深いものとなっているだろう。

「一卵性双生児のジョージとチャールズは、たとえばある人の誕生日が木曜日に当たる年をすべてあげることができる。さらに過去あるいは未来の四万年にわたる暦の年月日と曜日を言い当てることができる。二人は暇さえあれば、二〇ケタの素数を言い合って遊んでいるが、実際には、彼らは二人とも、一ケタの足し算もできないし、数式も一切知らないのだ。もちろん紙に書いて計算することなど思いもよらない。」（『なぜかれらは天才的能力を示すのか』より）

サヴァン症候群のヒーロー

私のサヴァン症候群に対する関心が格段に増したのが、ダニエル・タメット氏の存在である。かつてＮＨＫで彼についての番組があったので、見た方も多いかもしれない。私もユーチューブを通じて彼を知り、その実際の表情や物腰を見て親しみを感じ興味を持ったのである。彼は実に優しく穏やかな印象をあたえるが、そのサヴァンとしての能力はとてつもない。タメットの自叙伝〝Born on a Blue Day〟は日本語に訳されている（古屋美登里訳『ぼくには数字が風景に見える』講談社、二〇〇七）。

タメット氏はたとえば数桁どうしの掛け算を、いくつかの色を伴った図形どうしの結合のように捉え、二つの図形が混じり合った図形の色と形がそのまま積を示しているという。実際に彼の「計算」の様子を見ていると、紙の上で指先を動かしながら図形をイメージするだけで、決して数字を扱う計算はしていない。

彼には著しいこだわりもあり、たとえば毎朝食べるシリアルは、厳密に重さを計量して同じ量を食べるという。その意味で彼は立派なアスペルガー症候群なのだが、でもとても温かく繊細という印象を受ける。もちろん彼の実際の人柄は知らないから、私はそう期待しているだけかもしれないが。

タメット氏は自らが同性愛者であるとカミングアウトしているが、彼の温かさとそのこととは関係しているように思える。米国に滞在中、常に思っていたことだが、男性のゲイの人々は細やかな気遣いをする、より「日本人的」な人々だった。私は彼らの多くが好きで、一部とは親交もあった。後にタメット氏の同性愛傾向を知ったとき、彼を映像で見た時の細やかさは、それと関係していたのか、と納得がいったのである。

自分のサヴァン振りを雄弁に語る人は実は希少である。なぜなら大部分のサヴァンは同時に精神遅滞があり、文章を書くことも、コミュニケーションを取ることも得意ではないからだ。その意味でタメット氏はサヴァン症候群の頭の中で生じていることを教えてくれる稀有な人材でもあるのだ。

サヴァン症候群がどのような機序で生じるかについては、さまざまな仮説が設けられる一方でその真相はつかめていない。ただし一つ重要な提案をタメット氏自身がしている。それはサヴァンにおいては脳の中で、ある種の混線が起きているのではないか、ということだ。彼は自分自身の数学的な才能を考えるとき、それが言語野の働きや視覚野の働きと密接にかかわっていることを自覚している。彼は数字を見たとき、その色や形が直感的に感じられるだけでなく、それを素因数分解した際の素数まで直接にわかるという（彼は素数はスベスベしていて、それ以外の数字はゴツゴツしているという）。そして数がいくつかの素数に分解される様子が、英単語がいくつかの部分に分かれるのと同じ感覚で生じるという。たとえば incomprehensibly（理解しがたいほどの）が、in（否定の意味）と comprehend（理解する）と ible（〜が可能である）と ly（副詞形）とに分かれる、というふうに（ダニエル・タメット著、古屋美登里訳『天才が語る――サヴァン、アスペルガー、共感覚の世界』講談社、二〇一一より。これも非常に面白い本である）。

そして言う。「この仮説を裏づけるいくつかの証拠がある。第一に、言語（左前頭葉）と数字（左頭頂葉）のために特化していると研究者が指摘している脳の領域が、左脳内で隣接している点だ。左頭頂葉には、連続した論理的な空間把握能力も含まれていて、これは計算するときに使われるが、左頭頂葉、特にブローカ野は、順序だった統語的文章を作る能力をつかさどっているといわれている。つまり、さまざまな計算をするときに脳の中で数字の形を切り分けて処理するというぼくの能力は、言葉と語句を意味のある文章に構築処理することとまったく同じなのだ」（一六七頁）。これは非常に説得力のある説といえる。

サヴァンは脳の空きスペースを利用する

サヴァン症候群の興味深いことは、それが脳の障害とかなり密接な関係を持っているということだ。ある脳の障害を持つということは、それを担当する皮質が使われないということを意味する。するとそれをいわば空きスペースとして、別の能力が占拠することができる可能性が生まれる。精神遅滞と盲、そして天才的な音楽的才能の三つが同時にそろうケースは非常に良く知られているが、それは視覚が大脳皮質に占めるエリアが非常に広いために、盲目であるために使われていない視覚野に音楽をつかさどるエリアが「張り出す」という現象が起きていると考えられる。

一つある原則的なことを述べよう。大脳皮質は実は一つのことに役割が分担されたままで固定されているわけではない。皮質の細胞は別のことにも使い回しがきく。これを「脳の地図は描きかえられる」ともいう。たとえばよく知られた幻肢（ファントムリム）という現象がある。手を切断した場合、すでに手の感覚はないはずなのに、顔をふれた時、同時にあたかも（すでにそこにない）手を触られたような感覚がするという現象だ。これは手からの入力がなくなり、使われなかった部分の皮質が、顔からの入力にも反応するようになったということである。説明のために図を描いてみた（図12－1）。

この図で最上層にあるのは大脳皮質の感覚野の神経細胞である。下の手と顔の絵から矢印が向かっているが、それらは手や顔の感覚入力を皮質の神経細胞に伝える神経線維を表している。ここで手術や事故により手からの神経が切断されたとする。すると手からの感覚を受けることができない皮質の細胞は遊んでしまうことになる。ところがそこにすぐ隣にある左側の、顔からの感覚を伝える神経線維が伸びてくる。それが図12－2である。

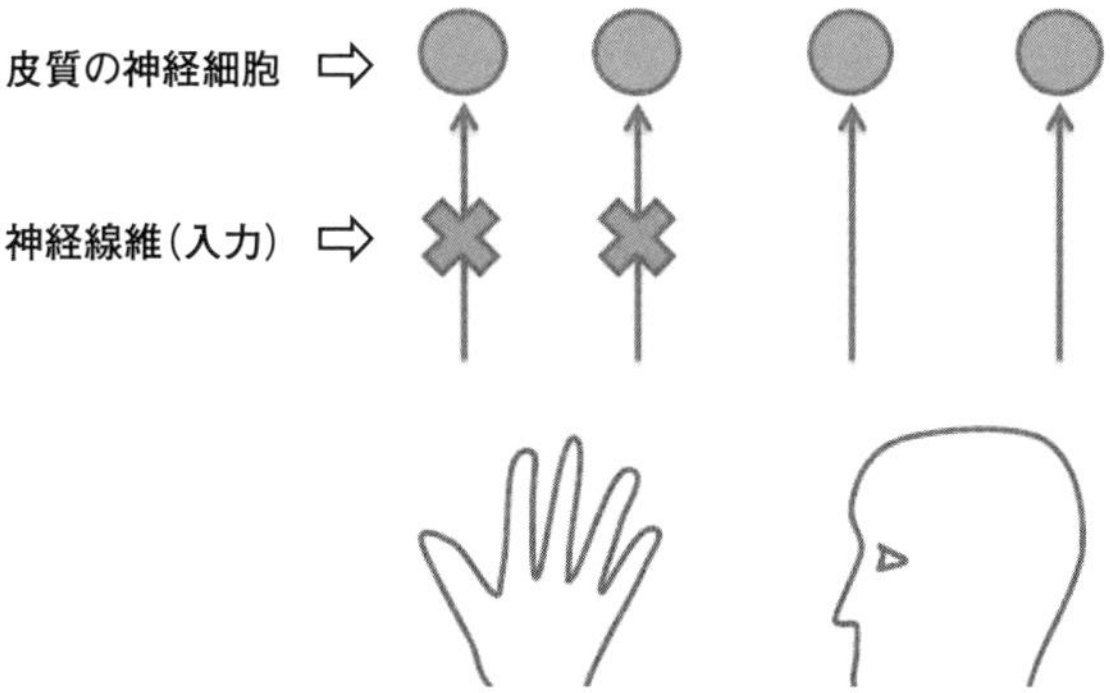

図12-1

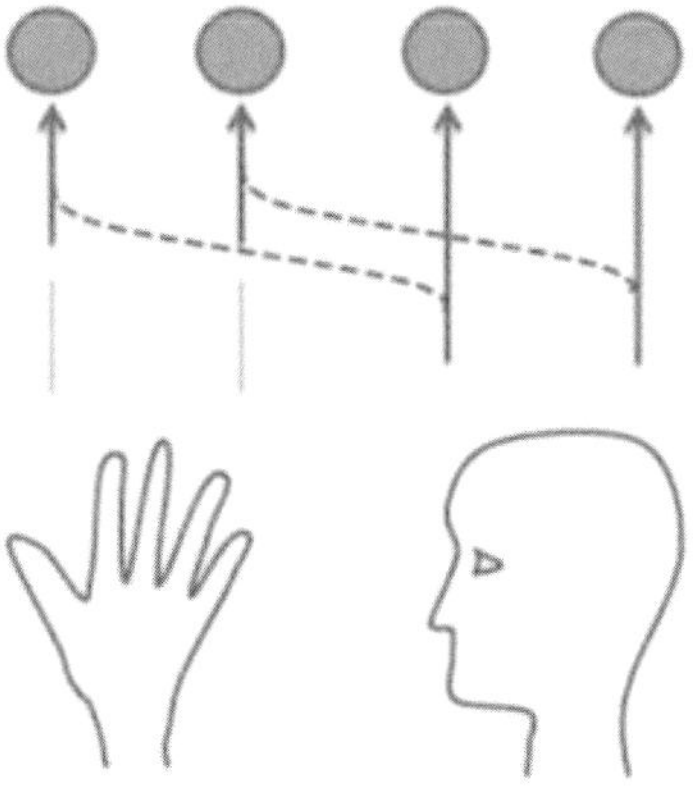

図12-2

この図は、顔を触ると、切断されたはずの手を触られている感覚がするという事態を表現している。何しろ脳はその神経細胞が刺激されると、それは手からの信号であるということを覚えているから、そのように感じ続けるわけだ。

ラマチャンドランの名著『脳の中の幽霊』には、それを地図に書いた図が載っている（図12-3）。

この図では、顔の1の部分をふれると切断した手の親指が、2の部分をふれると人差し指が触られている気がする（以下、3は中指、4は薬指、5は小指である）。もちろんこの時その顔の部分を触られているという感覚も伴う。そして感じているというその手自体はもう切断されてしまっているのだから、実に奇妙な体験となる。

この大脳皮質の空きスペースへの「張り出し」という現象は、サヴァン症候群を理解するうえでの一つの有力な仮説を提供する。それが、「左脳の傷害に対する右脳の代償説」である。ここでは簡単に「代償説」、と呼んでおこう。これを提唱しているのはトレッファートという学者である（Treffert, D.A.: Extraordinary People: Understanding Savant Syndrome. iUniverse, 2000）。彼によるとサヴァンたちは左の大脳半球にダメージを被っているという。そしてサヴァンのスキルのほとんどは右大脳半球由来のものだというのだ。もともと自閉症では、この左脳の機能低下と右脳の代償という理解はしばらく前からあったという。これは左の言語野がほとんど働いていないのが、自閉症の主要な障害だと考えれば納得がいくであろう。

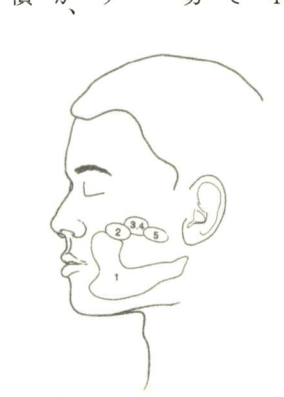

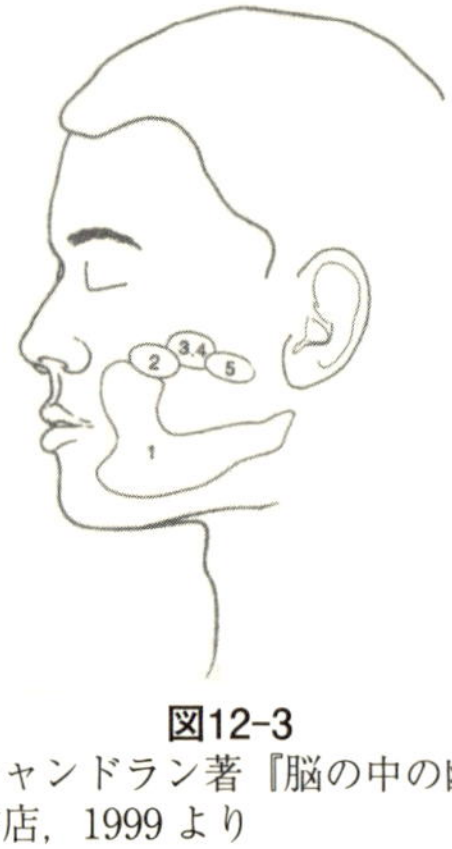

図12-3
ラマチャンドラン著『脳の中の幽霊』角川書店，1999より

これに関連して、左脳をピストルで撃たれた少年の研究があるという。その少年は言葉を話せなくなったものの、機械的なスキルについてサヴァン振りを発揮するようになった。もう一つの証左はピック病に見られるという。ピック病は前頭側頭痴呆と言われ、しばしば左脳に特に深刻なダメージが起きる。すると美術的な才能が開花することがあるという。

以前、脳卒中で美術的な才能が開花したという人のことが話題になったが、そのサイトの内容は非常に興味深い（http://x51.org/x/04/06/2745.php）。この人の場合、脳卒中後には性格まで変わってしまったという。ただし脳のどの部位が特にダメージを受けたかは明確には書かれていない。

タメットの「抑制の低下、混線」仮説

次にタメット氏の説について検討したい。彼は自分自身のサヴァンとしての体験から出発していかに自分の頭脳が機能しているかを語るので、その話にはきわめて説得力がある。その著書『天才が語る』から引用してみよう。

まず彼は自分の数学を通しての体験が言語的な体験と近いということを強調する。これについては、本章でもすでに紹介した。タメット氏は、たとえば三七×四六九という掛け算を見ると、それが六二五三＋（一一×一〇〇）であることが見た瞬間にわかる、というが、それは単語がいくつかの部分に分かれるのがすぐにわかるのと同じ感覚であるという。もちろんこれは私にはチンプンカンプンであるがタメット氏にとっては当たり前のことなのだ。

タメット氏は、そもそも言語的な能力にはきわめて広範な知的能力を必要とすると説く。そしてわれわれ全員がある意味では言語に関するサヴァンであるという。次のくだりが重要なので引用する。「自閉症やてんかん、統合失調症といった脳神経の症状は、脳の抑制レベルが低下し、本来なら独立している領域の間で異常な混線が生じた結果ではないか、と多くの研究者たちは考えてきた」（一七一頁）。そしてそもそも共感覚が、そのような抑制の低下の一つの現れであるという。

彼は代表的なサヴァンであるキム・ピークの例を出す。かのレインマンの主人公のモデルとしても知られるキムは、すでに二〇〇九年に世を去っているが、彼は生まれたときから脳梁が欠損していた。脳梁はすでに本書にも登場しているように、左右の大脳半球の間に存在し、その交通を促進したり抑制したりする部分だ。そして彼

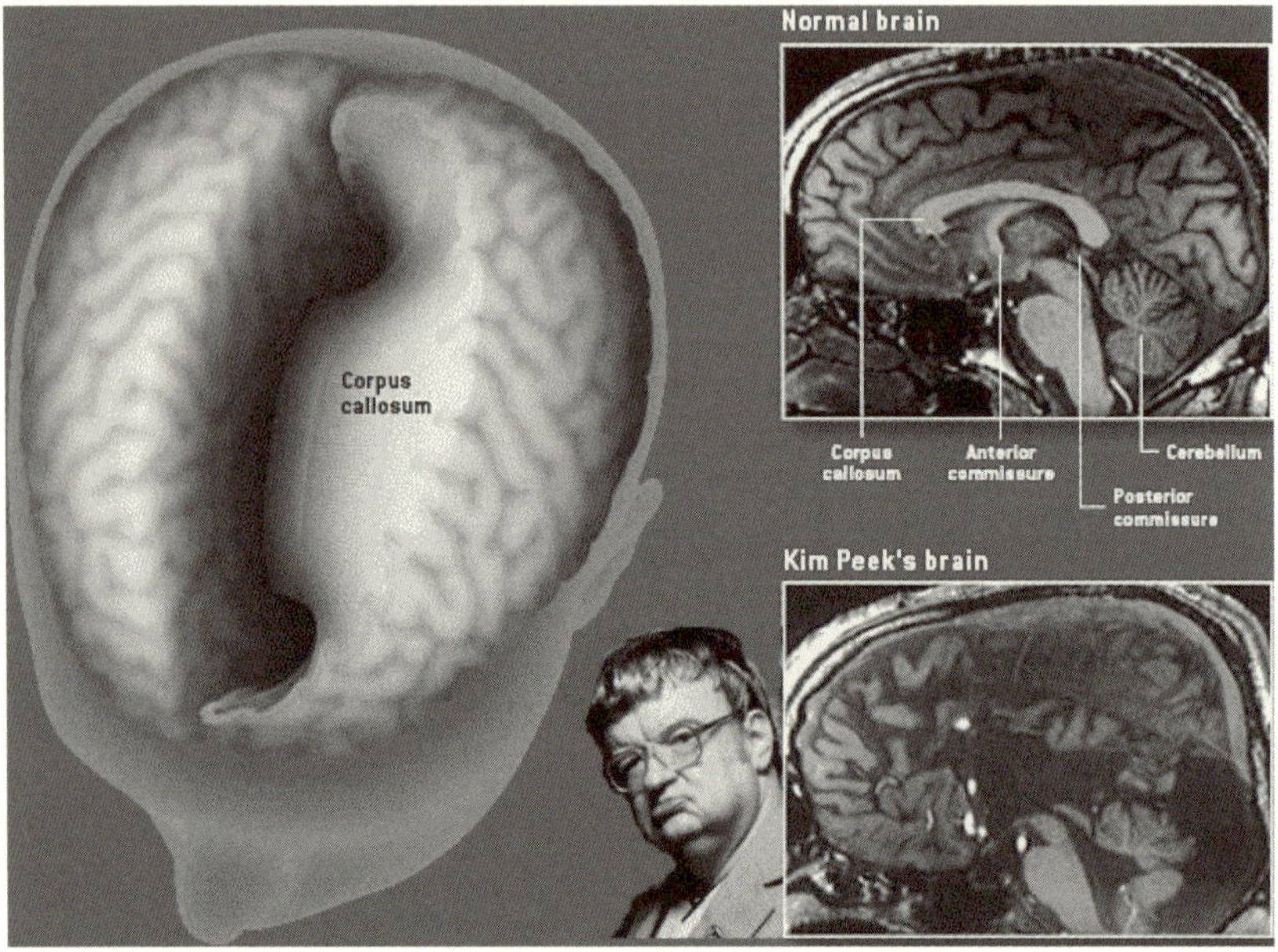

図12-4　http://ontogenez.narod.ru/htmT/fenomMind.htm より

の脳梁の欠損は、抑制の低下を生み、その結果として彼の大脳が情報を蓄積する力が飛躍的に増しているのだとする。あるサイトにグラフィックに描かれているキムの脳の図があるので紹介しよう（図12-4）。

　ところで本章ではサヴァン症候群を説明する二つの仮説を出した。「皮質の張り出し、代償説」と「抑制の低下、混線説」である。両方ともしっかりとした学説だが、名前は私が雰囲気で付けたものである。そして両者はまったく異なるものではないということがお分かりであろう。結局サヴァン状態においては、普段は（あるいは普通の人は）あまり活用されていない皮質が何らかの理由で活性化され、素晴らしい力を生み出していると言える。それは皮質の張り出しでも、抑制の低下でも起きうるだろう。本章ですでに脳梗塞のあとに美術の才能に目覚めた人を紹介したが、その活動の亢進は美術的な活動をつかさどる皮質野への抑制がとれたためである場合も、梗塞により死んだ皮質の機能を取り戻すために新たに張り出された皮質の利用を通じて起きている場合もありうるのだ。

しかしそうは言ってもやはりサヴァン現象は不思議だ。脳生理学的には全然わかっていない。果たして将来解明されるかどうかも不明だ。それは人間の無限の可能性、まさに宇宙的な可能性を示唆しているとしか言いようがないのだ。

◉臨床心理士へのアドバイス

来談者に眠る「プチサヴァン」を見出す

私は心理士の皆さんにはサヴァン症候群が示す脳という宇宙の広さに純粋に驚嘆し、感動してほしいと考える。それに「誰でもサヴァンになれるポテンシャルを持っている、問題はそれに抑制がかかっていることかもしれない」という発想は素敵だ。私たちは自分たちのさまざまな能力を、独創的な発想を、創造性を、恥ずかしさや後ろめたさや不安のためにがんじがらめに縛りつけて発揮されないようにしている可能性がある。その縛りはしばしば本人も気がつかないし、その周囲の人々も気がつかない。とすれば心理療法家は、来談者の心に起きているその種の抑制を少しだけ取り除くことに貢献できるかもしれない。それにより、サヴァンは無理でもその来談者の持っている感性や才能が花開く可能性がある。心理療法をそのようなポジティブなものとして捉えることができるかもしれない。

サヴァンの話題からは少しそれるが、日々の臨床をやっていて思うのは、いかに人にはたくさんの種類の能力があるかということ、そしてそのどれに才能や長所を見出すかはまったく人それぞれであるということだ。そこには無限のバリエーションがあり、そして類型化することはむずかしい。

たとえば少しだけ変わったところのある青年について「彼はアスペ的だ」というのは、多少その特徴をつかんではいるものの、誇張や決め付けを行うことにもなりかねない。実際にはアスペルガーに特徴的な所見は、一般人の中にも散見される。実際にあるのは、個々人により違う、「プチサヴァン」的傾向と「プチ発達障害」傾向のさまざまな組み合わせなのだ。

ある女性は人の気持ちを理解し、子どもの扱いに長けているが、同時に数学が好きで、幾何学の緻密で明晰な世界が自分にとって救いの場所だと言う。その女性の数学好きは、彼女のアスペルガー的な面を表しているというよりは、数学に美的な価値を見出し、そこに浸ることができる能力が備わっている、と捉えるべきであろう。しかしその女性が、物理学に興味を示し、力学の法則に美しさを見出すかと言えば、全然違ったりする。人が何に才能を有するかは、それこそ食べ物の好みのように微妙なバランスやさまざまな要素の取り合わせが影響している。

ここで私が改めて述べたいのは、心理士の役割には来談者のさまざまな発達上の特徴を見据え、場合によってはその人が持っている「プチサヴァン」ぶりを見出すということも含まれていいのだ、ということだ。私は教育心理学についての知識が欠如しているが、教職にあるものの立場としては、子どもの才能を見出す、場合によっては掘り起こすという努力は当然なのかもしれない。しかしこと心理臨床になると、この種の提言はあまり見られない。なぜならば心理臨床は、そして精神医学は特に、来談者の異常や欠損部分をいかに見出し改善するか、ということにのみ力を注ぐからである。

第13章　小脳はどこに行った？

小脳だって、すごいんです

それにしても小脳ほど忘れられている脳はないのではないか？　前書『脳科学と心の臨床』でも、私は事実上小脳のことについてはほとんど言及しなかった。でも脳の解剖図を見ると、いつも大脳の後ろにおんぶされているような格好でシマシマ模様の小脳が付いてくる。これがないとどうも恰好がつかない。でも小脳、という名前のせいもあり、なんとなくマイナーなイメージがある（ちなみに英語だと、大脳は cerebrum（スリーブラム）、小脳は、cerebellum（セレベッルム）で、小脳の方が小さいからマイナーという語感はない。ただし cerebellum の末尾の「um」が縮小語尾であることを知っていれば結局マイナーなイメージを受けることは同じことだが）。でも小脳は、意外にすごいのだ。最近注目されている部位でもあるし、本書で一つの章を設けるだけの価値は十分ある。

小脳といっても一般人になじみは少ないだろう。某有名バンドのボーカルが最近「小脳梗塞」になったことくらいでしか話題にはならなかったのではないか。小脳自体はあまり梗塞が起きない部位だし、小脳梗塞が原因で命を落とすことも少ないので話題にならないのだろう。小脳腫瘍、というのもあまり聞かない。

しかし、である。日本には小脳研究の世界的権威である伊藤正男先生がいらっしゃる。その意味で日本は小脳研究の先進国と言えるのだ。私が医学部の一年生の時、基礎医学の一つ、生理学の授業で、ひときわ貫禄のある白髪の先生がいらした。それが伊藤先生。医学生の間のうわさでは「何かの研究で世界的に有名らしい」、ということであった（医学生のレベルはそんな程度である）。もう三〇年以上前の話だが、今でもご健在で研究を続けていらっしゃる。

それでも小脳は秘密のベールに包まれたままだった。ただ運動機能には非常に重要であるということだけはわかっていた。小脳の病変で、運動失調などが起きるからである。しかし最近になってようやく、それが精神の機能にとっても重要らしいということがわかってきたのだ。

小脳にはいくつの特徴がある。一つには、脳の中で小脳に限っては、その構造がかなり明らかになっているということがある。大脳に関しては、その皮質は六層構造ということは共通しているが、場所によってその形態にかなりばらつきがある。しかし小脳はどこをとっても規則正しい三層構造をなしているのだ。しかも哺乳類の間ではほとんど変わらず、鳥類とも非常に似ているという。ネットで検索するときれいな絵が出てきたので拝借する（図13－1）。

小脳皮質は、顆粒細胞からなる顆粒層、プルキンエ細胞からなる層、そしてゴルジ細胞、バスケット細胞、星状細胞からなる分子層と

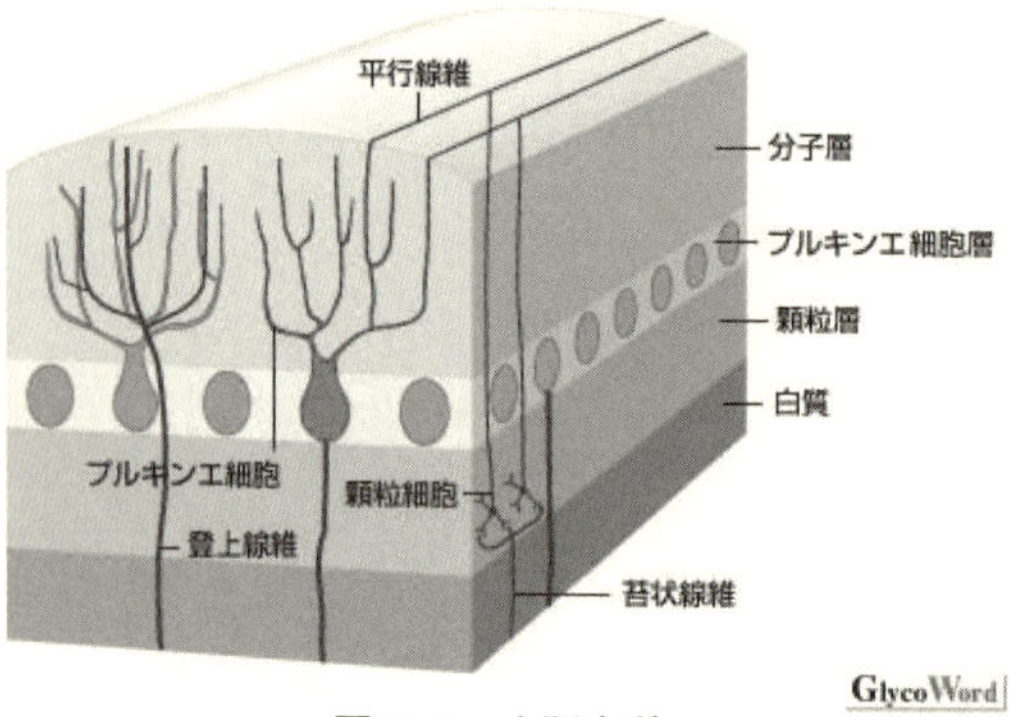

図13-1　小脳皮質
http://www.glycoforum.gr.jp/science/word/glycolipid/GLA02J.html より

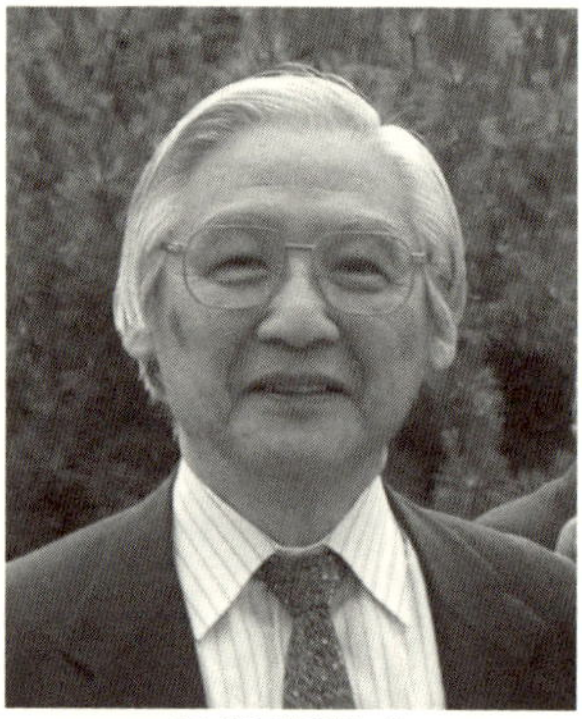

伊藤正男先生
理化学研究所 脳科学総合研究センター 提供

いう三層構造を持つ。ここにどのような信号が入ってきてどのように抑制されて、ということがわかっている。まるでコンピューターのようなのだ。そしてそこに関与している神経細胞の数は膨大である。顆粒細胞だけで五〇〇億と言われている。ちなみに人間の脳の細胞の数は一千億、という数字がよく用いられる。とすると小脳皮質の一つの層にぎっしり詰まっている顆粒細胞が、実はその半分を占めているということになる。資料によっては、脳と脊髄の神経細胞の数の七割を占めるともいうのだ。

小脳のこのような構造を見ると、それが何か巨大な装置であり、脳全体の働きを補助し、支えているらしいということがうかがえる。そしてこの小脳皮質の細胞の働きを調べていくと、それは一種の学習を行う機関であるということがわかってきた。そう、小脳とは大脳を支える巨大な裏方、ハードウェアなのである。脳自身が用いているコンピューターという表現が当てはまるだろう。

ところでそもそも神経回路を三層構造に分け、それに学習の機能を持たせるというモデルはかなり以前に提案されていた。ローゼンブラットという人が一九五〇年代に提出していた「パーセプトロン」の概念である。これはいわばコンピューター理論と脳科学を合体させたような理論であったが、一九七〇年代になり、小脳の細胞が構成する三層構造が、まさにこのパーセプトロンである、という議論が巻き起こった。ここに先ほど紹介した伊藤正男先生の貢献があったわけである。

このパーセプトロンが行っているのは、たとえばある行動を行った際に、それが誤差を生じたという信号を受け取り、その行動をより正確にしていくという作業である。利き手とは異なる手で字を書く練習をするときのことを考えよう。最初は手がほとんど思うように動かず、字の形を成さないであろうが、練習を重ねていくと、試行錯誤で徐々にそれらしい形になっていくだろう。この場合少しずつ正確に字を書けるようになるには、力の入れ加減、個々の指の筋肉の使い方などに関して、失敗しては訂正し、という数限りない学習が繰り返される。それを行っているのがこの小脳のパーセプトロンだと考えられるのだ。

小脳は単なるコンピューターか？

ところで小脳についてその心との関連を知ろうと何本か論文を読んでも、すぐわからなくなり、眠くなる。たいてい理科系バリバリのコンピューターが得意そうな先生が書いているから、すぐ機械論的な記述や情報処理、ないしは学習理論の話になってしまう。それだけに全体像が見えにくく、心との関連もつかみにくい。

しかし小脳は脳の高次の機能にもつながっているということがわかりつつある。そもそも小脳が大脳の容積の増大に従ってしっかり大きくなっている、つまり進化しているということがそれを示唆している。そして小脳の出力を探ると、運動野や運動前野（運動の計画、指令を出すところ）だけでなく、頭頂野、前頭前野にも至っていることがわかる。ということはかなり高次の脳機能にも影響を与えていることになるではないか。ということで一気に結論に行けば、フレッド・レヴィンという先生の『心の地図――精神分析学と神経科学の交差点』という本（竹友安彦監訳、ミネルヴァ書房、二〇〇〇）の話になる。彼は小脳の働きについての大胆な仮説を出しているが、それを一言で言えば、中枢神経系を統合し、その協調を行っているのは、小脳ではないか、ということだ。これまで心の座とは大脳の前頭前野、そこへの感覚入力を統合しているのは頭頂連合野、一方無意識を形成しているのは右脳、など、結局は大脳半球ばかりを問題にしていたのだ。まさに心にとっては「小脳はどこに行った？」状態だったのである。しかしレヴィン先生はそうではない、という（ちなみに彼は数年前に来日し、日本の精神分析協会で講演を行ったこともある。私もその場にいたが、彼にとっても日本は、伊藤正男先生つながりでなじみが深いとのことだった）。

精神分析家でもあるレヴィン先生は、脳科学の心への応用を常に考えている。その彼が言うには、小脳が脳全体の活動の統合や協調を担っているという考えは、伊藤先生の師匠であるエクルズ（Eccles）が持っていたという。体の運動のバランスだけではなく、心の働きにも、協調や統合が必要であり、そこには小脳の「計算能力」

が深く関与しているというのだ。繰り返すが、小脳は巨大なデータ処理システム、と言ってもいいのである。

レヴィン先生の説で特に興味深いのは、小脳が、左右の脳半球のバランスを取っているという説だ。このことはクラインとアルミタージという学者たちの一九七九年の説に由来する。彼らによれば、右と左の大脳半球の活動は「反比例」の関係にあるという。つまり両方が同時に、というよりは一時的にどちらかに偏る、ということを常に行っており、大脳は一種のシーソーのような活動をしているというのだ。すると「今、この情報を処理するためには、どちらの脳が必要か」を判断してコメントする役割を担う部分が必要となる。それが小脳であるという。

ここで示された大脳の活動は面白い。カヌーをこぐような形なのだ。つまりオールの右をかいて、左をかいて、また右をかいて、を交互にしているような感じ。それが両手にオールを持って漕ぐ手漕ぎボートと異なるところだ。少なくとも脳の活動はカヌータイプであり、そこでどちらをかくかのバランスを取っているのが、小脳であるという。

◉臨床心理士へのアドバイス

ハタと困った。小脳について知ることが心理療法にどのような影響を与えるのだろうか？　おそらく小脳を障害された人が、それにより生じる問題を解決するために心理士のもとを訪れることはないだろう。だいたいは神経症状（運動障害など）が現れて小脳の病変が見つかるのだ。神経内科で小脳の病変を知るために決まって行う二つのテストがある。一つは指鼻試験、もう一つは手のひらのパタパタである。前者は手を左右に広げてもらい、目をつぶって片方ずつ人差し指の先で鼻の頭をタッチしてもらう。もう一つは手のひらの表と裏を交互になるべく早く裏返してもらう。後者がうまくできなければ、専門用語でアディアドコキネーシス（変換運動障害）という状態と呼ばれる。いずれも小脳の病変で典型的な形で障害されると教えられる。しかし小脳障害の精神的な症状というとよくわからない。ただ全体のリズムが取れないと言うことは、言葉についても起きるようになる。急に言葉のリズムが乱れたり、発音が不明瞭になるというのだ。

本書は脳について臨床に役立つテーマを選んでいるが、本章は私はただ小脳の肩を持って「本当はすごいんですよ」と言いたかっただけかもしれない。小脳についてはもう少し勉強し直して論じたい。

第Ⅲ部　快と不快の脳科学

第14章　報酬系という宿命 その1——何に向かい、何を回避するか

どうして報酬系なのか？

本書の最後の部は報酬系についてである。なぜ脳科学について論じる際に、報酬系の話が出てくるのか？　それは報酬系ほど私たちの心のあり方を規定し、しかもそれをそうと気づかれないものもないからである。私は精神分析家であり、精神分析では人の心の無意識部分に大きな関心を寄せるが、その無意識といえば膨大でつかみどころがない。しかし報酬系はちがう。それは脳の特定の位置に存在しており、その性質もかなりわかっている。そして私たちはおのおのが脳に持っている報酬系が「イエス！」とゴーサインを出さないような行動を選ぶことはない、というのは確かなことである。

ただし報酬系が何に対して「イエス！」という回答を与えるかは、人それぞれに違い、また同じ人でもその時々で異なる。そして報酬系はゴーサインを出すためにかなり多くの条件を要求してくるのだ。たとえば今朝あなたは家を出るときに着るものを選んだ際、「これだ」と思うものに決めるまでに意外と時間がかかったのではないだろうか？　あるいは「これでいい」という髪型に決めるのにも時間がかかることがあるだろう（事情あって髪形を決めることができない男性の方には失礼！）。そして時間がかかったということは、あなたの報酬系が

それだけ細かい条件を出してきたことを意味するのだ。あるいはレストランでメニューを前にして、目に留まったものを即座に注文する人などあまりいないだろう。たいていはしっかり報酬系と相談しながら、おもむろにドリンクなどからオーダーをするはずだ。

さて報酬系とは脳のどこにあるのか。ここでそのありかを見てみよう（図14－1）。

脳の中心部に、VTA（腹側被蓋野）とNucleus Accumbens（側坐核）が示されている。この両方を結んでいるドーパミン作動性の経路が報酬系と呼ばれるものだ。ドーパミン作動性、とはドーパミンという物質を介して信号が伝えられる神経という意味だ。人は、というよりは動物はこの報酬系が刺激されるような行動をとるようになっている。報酬系とは結局「心地よい」という感覚を生むための装置、ということになる。

この快感中枢は、一九五四年にオールズとミルナーにより発見されたが、それは大きなセンセーションを巻き起こしたのである。

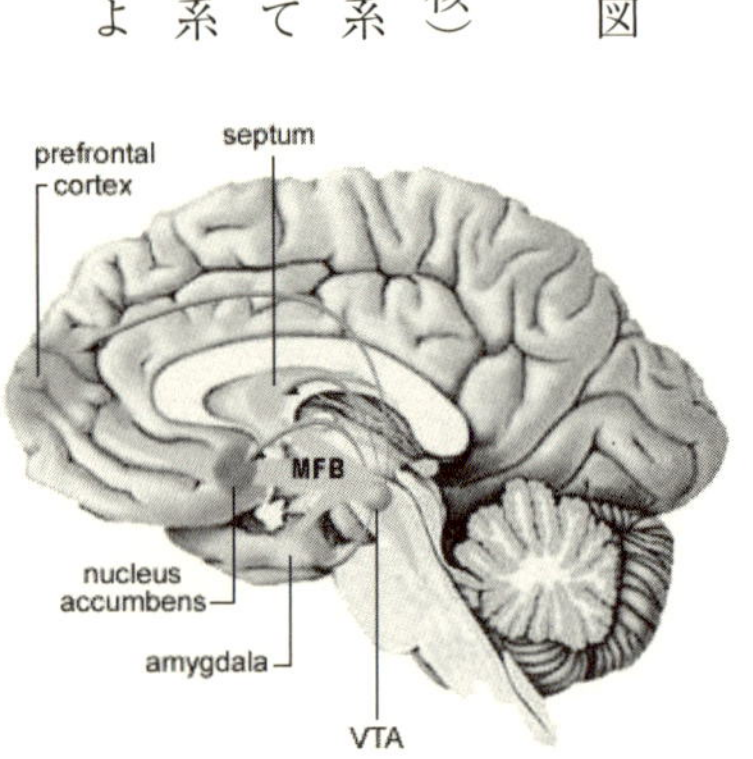

図14－1　http://en.wikipedia.org/wiki/Nucleus_accumbens より

自分の心がわからない理由

さて報酬系がいったんあることがらに「イエス」とゴーサインを出したとしよう。あなたはそれに従って服を選び、髪形を決め、あるいは食べ物を注文する。しかしそのことと、それが「なぜ」報酬系により選ばれたかがわかることとは別の話である。というよりは報酬系が何を、なぜ「イエス」と判断するかは、実は本人にもわからないのが普通なのである。

たとえば、あなたは夏になると好んでアイスキャンデーの「スイカバー」を食べるとしよう。そして「どうしてスイカバーなんですか？」とたずねられたとする。あなたはちょっと考えてから「あのタネのチョコレートのプチプチが美味しいんです」と答えるかもしれない。でもあなたは「あのタネのプチプチが気持ち悪いから、スイカバーは苦手です」という人を説得することは決してできないだろう。しかも「タネのプチプチが好き」というのは、あなたがスイカバーを食べる理由のほんの一つに過ぎないのだ。理由を数えだしたらいくらでもあるだろうし、それらの理由の理論的な帰結としてスイカバーを食べるというわけではない。スイカバーを食べているイメージを脳に思い浮かべ、あとはあなたの報酬系が「イエス」と判断する、というそれだけのことなのだ。

報酬系は、スイカバーを食べるかどうか、という比較的単純な例以外に、もっと複雑で継続性のある行動についても同じように働く。あるテレビ番組で、山登りの趣味を持つ人々にインタビューをしていた。

「あなたはどうして山に登るんですか？」

人々の最初の反応は当惑の表情である。そしてようやく口を開くと「そうですね……。なんとなく」とか「自分でもわからないんですが……頂上に立った時の一種の達成感ですね」あるいは「山登りは私の人生そのものなんです」と、あまり要領を得なかったり、質問とは少し方向のずれた答えが返ってきていた。それが普通だろう。

スイカバーの例にしても、山登りにしても、人は質問に答えようとして無理に理屈をつける傾向にある。本当は報酬系が勝手に、無意識的に判断を下しているだけなのだ。しかし人は報酬系に従って動いているということをしばしば隠そうとする。「〜するのが気持ちいいから」という理由はしばしば非倫理的に聞こえたり、非合理的だと判断されたりする。だからもっともらしい理屈をつけるのだ。

ところでよく「人は感情の動物である」という表現が聞かれる。人の言動は理屈では説明がつかない、というわけだ。しかしこれもよくよく考えるとあまりいただけない表現である。「どうして山に登るのか？」とは感情の問題である、というのはあまりピンとこない。もちろん行動の選択に、感情が大きくからんでいることはある。山に登ることを想像しただけでワクワクしたり、逆にうんざりしたり、という反応があれば、それはその行動を選択するかどうかに大きな影響を及ぼすだろう。しかし時には私たちはその種の感情的な反応なしに行動に移ってしまうことも少なくない。報酬系が自動的に仕分けをしてしまう。むしろそうすることを想像することが自分の報酬系を刺激するからだ、という方がよほど現実に近い。

報酬系と想像力

報酬系が「イエス」と答えを出す行動を私たちは選択する。これ自体は単純明快なことかもしれない。しかし報酬系にどうしてそのような機能が備わっているのかという問題は、決して単純ではない。

次のような問題について考えよう。報酬系はどうして、将来味わう快を知ることができるのだろうか？　今現在はそれを味わっていないのに。そしてその将来の快を求めてどうして今の苦痛を克服することができるのだろう？　たとえば砂漠の向こうにオアシスがある時、私たちはどうやって炎天下の道を歩くという目の前の苦痛に打ち勝つことができるのか？

このような疑問がどうして意味があるのかがピンとこない人には、次のように考えていただきたい。これまで私は報酬系を一種のスイッチのようなものとして描いてきた。脳の中心部近くに中脳被蓋野という部位から側坐核にまで至る神経の経路があり、そこが刺激されて快感が生じると「イエス、そうすべし」という答えを出すという仕組みがある、と説明した。しかしこのような装置は必ずしも将来の報酬を得るための行動を動機づけしてはくれない。砂漠を歩く男は、まだ実際に水にありついてはいない。実際の快感はまだ得られていないのに、どうして報酬系のスイッチが入るのか？　目の前には延々と熱砂漠が続いているだけだ。報酬系が今現在、「そうすべし」と命じているのは、実は炎天下を歩いていくという苦痛に満ちた行為なのである。

この思考実験からご理解いただけると思うが、人間や動物の行動を説明するためには、実はこのスイッチオン、オフ式の単純な報酬系のモデルだけでは全然足りないことになる。そこでむしろ問題になるのは、実際の快ではなく、想像の中で先取りされた快感なのだ。報酬系は、実際の快だけではなく、将来の快を「査定」し、味見する能力を持つ。その快の値が大きいものと予想されると、それを将来得るために現在の苦痛を選択するように命令する機能を、報酬系は備えているのである。そしてそこに絶対に必要になるのが想像力である。炎天下を何時間も歩いた末に手に入る水を、どこまで生々しく想像できるか。目の前のコップに注がれた冷たい水なら、飲む前から飲んだ気分を想像できるだろう。あるいは想像しようという努力すら必要ないかもしれない。しかし目標が将来に遠ざかれば遠ざかるほど、私たちは想像力をたくましくしなくては、自らの報酬系を刺激することはできないのである。

ただし、報酬系は想像力に頼らない抜け道を持っている。それは本能的、ないし反射的な行動である。生命の維持や生殖活動に必要な一定の行動パターンが遺伝子に組み込まれている場合、報酬系はそれ自体を遂行することがたとえ苦痛を伴っても、同時に快を感じさせるはずである。あるいはその行動を止めることに著しい苦痛が伴うという仕組みなのかもしれない。つまりそれは想像力を必要としないのだ。

たとえばヒメマスの親は、産卵のあと数時間にわたり、一生懸命砂や小石を卵の上にかけてその卵をカモフラージュするという。なんという子ども思い、いや、卵思いの親だろうか？　しかしもちろんそれは、ヒメマスが自分たちの卵が天敵に襲われることなく将来孵化するのを想像してその達成感を先取りし、現在の苦労に耐えているわけではない。その一連の行動が自動的に起きてしまうようなプログラムがヒメマスの中枢神経のどこかに必ずあり、そこが活動しているのだ。ヒメマスの報酬系は、その行動の最中は途中でやめることができないくらいには興奮しているはずである。そしてこちらは想像力抜き、下等動物でも行える行動というわけである。

報酬系における「トーン信号」と「バースト信号」

ところでこれまでは報酬系のオン、オフという大雑把な言い方をしていたが、もう少し細かい説明が必要だろう。報酬系の興奮のパターンは、詳しくはトーン信号とバースト信号の二種類に分けられる。トーン信号とは、神経細胞が自発的に定期的に発火（興奮）している信号だ。神経細胞は外から何も刺激がなくても一定の頻度で発火している。それを音に表現するとちょうど「ツー」というダイヤルトーンのように一定の高さの音になるであろう。それに比べてバースト信号は、より刺激に反応して、何回かの高い振幅の信号（バースト）として表される。音にするなら「バン！」という感じだろう。ここでの刺激とは、たとえば砂漠の向こうにオアシスが見えた、という認識だったり、実際に水を口にしたり、という体験などである。トーンとバーストの波形は実際には次のような感じになる（図14-2）。

たとえば砂漠の向こうにオアシスがある、と知ったときに、このバースト信号が起きるわけである。これが「うれしい！」「やった！」という反応なのだ。ということは、報酬系は水を飲んでいないうちに、ある意味ですでに興奮し、快感を得ていることになる！　快を「検出」するというのは実はそういうことなのである。そして実際に水を口にしたときにはまたこのバーストが起きる。これがトーン信号に重なる形で生じているのだ。

ではこのトーン信号はどのような効果を持っているかといえば、ある種の心地

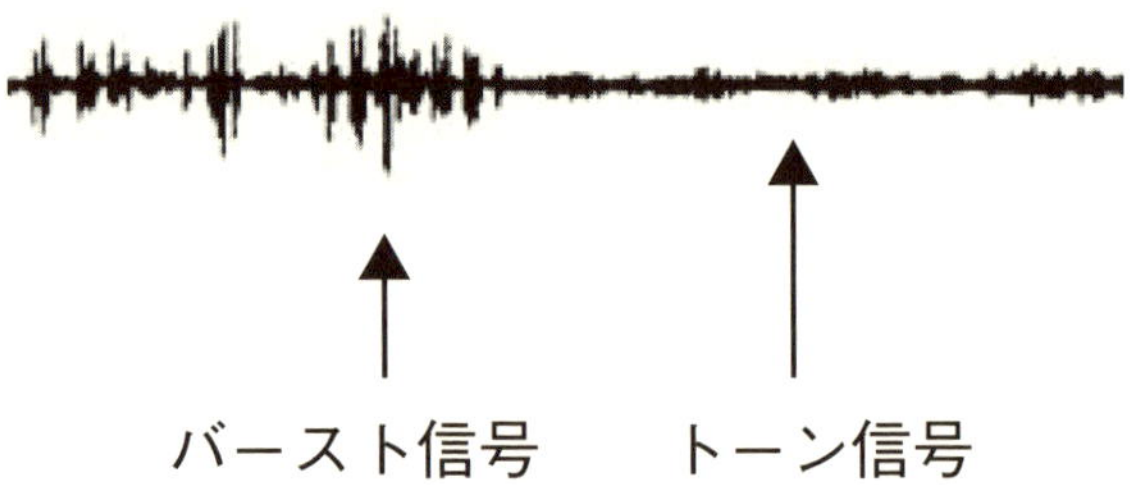

図14-2

よさを人に与えている。それは水を実際に手に入れることができなかった場合に、このトーン信号に何が生じるのか、ということからわかる。オアシスにたどり着いたと思ったのにそれが蜃気楼だったとわかったら？　実はトーン信号が低下するのだ。私たちの体験する不快や苦痛は、脳科学的にはドーパミン神経のトーン信号の低下や消失という形をとるのである。

報酬系と不快の関係

ところで報酬形について考えていくと、一つの疑問にぶつかるかもしれない。それは私たちは「報酬系がイエスというもの」以外にも反応するのではないか？　つまり不快の予想や不安に駆られても行動を起こすのではないか、ということである。報酬系が「ノー」といえば、その行動を起こさないまでである。ところが私たちはその場合にも、別の行動を実際に起こすことがあるのだ。

再び砂漠の向こうのオアシスの例を考えてみる。おそらく水を求めて炎天下を歩き続ける場合には、「今行き着かなければ、体力を奪われて水を得られないかもしれない」という認識があるはずだ。つまりオアシスに向かって砂漠を歩いていくという行動には二つの動因が交じり合っていることになる。それは「水を飲みたい！」という願望と、「今歩いていかなければ死んでしまう！」という不安や不快の回避である。後者が混じることで、たとえば「今、この瞬間は水をそれほど飲みたくはない」という人まで、苦痛を押してでもオアシスに向かって歩くことになるだろう。

さてこの後者の行動、つまり不快の回避については、報酬系ほどその仕組みが分かっていないというのが真相である。不快や苦痛を回避するための行動は、人間や動物にあまりに基本的な形で存在するために、どこか特定の脳の場所が考えられないという。つまり報酬系はあっても「懲罰系」はまとまった形では存在しないということとか。脳のさまざまな部位を刺激しても、ここを刺激したら不快を感じる、というある特別の場所が存在しないらしい。むしろ刺激により不快を生じる部位は脳に広範に存在するのだ。だからオールズたちの快感中枢の発見はそれだけ際立っていたのである。

快の追及と不快や不安の回避は、おそらく人間のあらゆる行動において、同時に存在している。どんな行動も、純粋に快楽的、ということはないのだ。ある快楽を追求することは、同時にそれを失うことへの恐怖を伴う。恋愛を考えればよいだろう。誰かと仲良くなることの純粋な喜びは一瞬である。その次の瞬間から、その人を失うこと、誰かに奪われることへの不安との戦いとなる。

報酬系は「ハイジャック」されてしまうことがある

報酬系の話は精神科関係の疾患にとっても極めて重要である。その代表が嗜癖（addiction）だ。特定の薬物、アルコール、特定の行為等で報酬系が強烈に刺激され、強い快感が体験されると、人はそれを追い求めるようになる。問題はその体験をしばらく繰り返すと、人はそれから逃れることがきわめて難しくなるということだ。報酬系が他のことには「イエス」と言ってくれなくなる。いわば報酬系がハイジャックされた状態と言えるのである。

先に「報酬系は中脳被蓋野から側坐核へ至るドーパミン経路である」という説明をして図も示したが、その内容の細部を知る必要はない。ただし被蓋野からのルートの一部は、前頭前野にも及んでいる、ということは覚えておいていただきたい。前頭前野とは大脳皮質の一部であり、いわば心の座である。ここで生じたことは意識にのぼる。

この前頭前野への投射は、いわゆる飢餓感や渇望に関係していると言われている。このルートにより快感の体験は、「もっと欲しい！」という渇望、飢餓感として意識されるわけである。そしてその前頭前野から側坐核へのグルタミン酸（ドーパミンではなく）作動性のループが知られている。嗜癖ではこのループに重要な変化が生じていることがわかっている。そこが太いパイプのようになり、激しく信号が流れるようになってしまい、もうそれを変えることができなくなってしまうのだ。そして前頭前野で「〜が欲しい」と思い浮かべることで、激しい渇望がわき上がり、それを止めることができなくなってしまうのだ。

私たちはたばこ（ニコチン）や酒（アルコール）やいわゆる麻薬によりそのような嗜癖の状態が生じることを知っている（ちなみに麻薬とは一般に大麻、コカイン、アンフェタミン、ヘロイン、モルフィンなどをさすが、正式な意味での麻薬（narcotics）は阿片から生成されるもの、つまりヘロイン、モルフィン、コデイン系のもの及びその人工合成物質、つまりオピオイドのみをさす。日本語の用い方が不正確なのである）。ただし嗜癖を生じるのは物質ばかりではない。ギャンブルやゲームなどの行為についても生じうることが知られる。

嗜癖が生じている人の脳画像をｆＭＲＩなどで調べると、興味深いことが観察される。それは彼らの脳では、普通の人にとっては快楽的なことも、報酬系に興奮が起こらないのである。たとえばおいしいものを食べてもあまり喜びを得られない。普通のセックスでは快感は得られない。彼らの報酬系は「イエス」とは言わない。その時たとえば煙草やアルコールや、その他の嗜癖になっているものを付け加えることで、初めて報酬系が通常通りに興奮するようにできている。つまり嗜癖物質や行為を介さなければ、本来の快感を味わえなくなってしまっているのだ。おいしい料理の後の一服がたまらない、コカイン抜きのセックスはつまらない、ということになる。

私たちは嗜癖を生じた人たちのことを、普通の人たちより享楽的だと感じるかもしれない。彼らは通常の人間より大きな快感を得ている、と。しかしそれは実は正しくない。彼らは最初のうちは普通では味わえない快を体験したかもしれない（実は私もそれを味わってみたい）。しかしいったん嗜癖が生じてしまうと、むしろ普通の人が体験できるような満足体験を得らえず、不幸や苦痛を味わっているのである。そして人並みの快楽を得るために薬物を使用したり嗜癖になっている行為をするという極めて不幸な悪循環が生じているのだ。

以上、報酬系について大まかな話をした。報酬系の話は複雑であるが、私たちの脳のあり方が私たちの行動をどのように規定しているかを考えるうえで非常に重要である。この他にも私たちの心や行動を左右している脳の部位はたくさんある。たとえば青斑核というところが突然興奮するとパニック発作が起きる。扁桃体の興奮で激しい恐怖に襲われることもある（両側の扁桃体を除去してしまうと、恐れの感情がなくなってしまう）。前頭前野を広範に除去すると人格が変わってしまい、人間らしさを失ってしまう、などなど……。その中で報酬系は、私たちが何に向かうか、何を回避するかという最も基本的な問題を扱っている。次章では、「報酬系という宿命その２」として報酬系について少しマニアックな話を続けることにする。

◉臨床心理士へのアドバイス

報酬系が何を「イエス」と言うかは、あまりに偶発的かつ多因子的で、本人にもわからないことが多い、というのが本章の趣旨であった。「蓼食う虫も好きずき」という言葉があるが、私たちが何を好み、何を敬遠するかには極めて大きな個人差があり、また時により移ろいやすく、そこに具体的な理由が見当たらないことが多い。人々の職業や趣味についてもパートナーの選択のしかたについても、報酬系の反応にはそれほどの多様性が存在するという事実を物語っている。そしてこのことは、心理面接をする者にとっては結構深刻な問題を提起する。来談者がある考えを持ったり、ある行動を選択したりし、それが何らかの問題を彼の人生に及ぼすという可能性がある場合、心理士はしばしばその理由を探り、根拠を明らかにしようとするからだ。

「どうしてあなたはそんなパートナーと別れようとは思わないのですか？」

「どうして今その仕事をやめて起業しようとするんですか？」

「どうして突然犬を飼おうなんて思ったんですか?」

「どうして三日間だけでもパチンコを我慢できないのですか?」

来談者の側でもこれらの理由を知りたがっていることが少なくない。彼らは理由さえわかれば、自分たちの行動を変えられると考えがちである。そして治療者も同様の考えを抱くことが多い。しかし多くの場合わかっていることは、一連の不適応的な行動が結果的にその来談者の報酬系にアピールしているという事実以上のものではない。たとえ来談者が一見合理的な説明を持ち出したとしても、それは彼が左脳の力を借りて作り上げたものかもしれないのである。

私はここで「心理療法家は来談者の行動の理由を尋ねるべきではない」と主張しているのではない。時にはそこにある種の明瞭な動機付けが語られる場合もある。また自らの行動の由来を自らに問いかけてみることそのものが、意味を持つ場合も少なくない。しかしそのような時も療法家は常に、もともと答えのない問いを投げかけているのかもしれない、という認識を持つべきであろう。ある行動の理由を、理屈により「後付け」するのもまた人の常である、という事情を忘れてはならないのである。「どうして~したのですか?」という問いかけが多くの場合空虚なものであるとするならば、むしろ「そのような行動と関連して思い出されることはありますか?」という問いのほうがまだ意味があるのだ。

もう一つ報酬系に関連した療法家へのアドバイスがある。来談者の示す不適応的な行動が報酬系と深くかかわっているとしたら、その行動が心地よさをもたらしたり、不安や恐怖を回避したりするということを来談者と共に確認することは、多くの場合治療的な意味を持つ。その行動が衝動的であったりアクティングアウトとしてのニュアンスを含むとしても、少なくともその行動を起こした瞬間には快楽を生んだり不安の回避に役立ったりしているのが普通である。ただそれが長期的に自分の利益に繋がらないために、その直後にはすでに後悔したり自己嫌悪に陥ったりするわけだ。そこでこの行動が心地よさや不安の回避に役立っているという事実を受け止めることは、治療者の重要な役割となる。そうすることはしばしば来談者に、治療者から理解され、受け入れられたという感覚を提供することになるからだ。

たとえば過食に苦しむ来談者に、食べている最中の心地よさや過食後の一時的な充足感についても治療者が理解を示さない限りは、来談者はそれがどのような障害を生活にもたらしているかについて治療者と話し合う気持ちになれないだろう。リストカット然り。ゲーム依存然り。それらを否定的なものとしてのみ扱えば、療法家はそれらの行為に顔をしかめる親の姿と重なってしまうかもしれない。

報酬系という観点から見た人生のあり方一般についても考えてみよう。来談者の人生が安定してかつ生産的であるということは、彼らの行動が一貫して一定レベルの報酬を生み出し、なおかつそれが将来の報酬を損なわない、あるいは望むべくはより大きな報酬を導く見通しがあるということである。言い換えればそれ以外の性質をもった報酬はその人の人生にあまり寄与はしないということだ。たとえばゲームを一日何時間もやることによる報酬、パチンコによる報酬、酒を飲むことによる報酬などは、その人の将来的な自己実現に寄与しないばかりか、害悪をもたらすことにもつながりかねない。それは「空しい報酬」と呼ぶことができるだろう。

「空しい報酬」に浸ることなく、自分をより生産的な行動に導くという能力は、実はかなり高度なものである。それはいわゆるＥＱ（情緒的知能）にも繋がる、高次脳機能に関係している。人生をシミュレーションしてそこから逆算して自分の行動を決定していくという背外側前頭前野（ＤＬＰＦＣ）の機能がそこに関与しているはずであるし、それはおそらく人生早期に獲得されるはずだ。それを来談者に短期間に会得してもらおうと期待するのは無理であろう。その意味で認知行動療法にできることにも限界があるのだ。すぐれた才能を備え、それを発揮することで人生での成功が約束されているように思える人も「空しい報酬」に囚われてしまうことで身を持ち崩してしまう。そんな例はいくらでもある。

ただし面接者は、「空しい報酬」が果たしている可能性のある役割についても忘れないでおきたい。それは

「空しい報酬」が現在の何らかの苦しさを「癒し」ている可能性である。その苦しさとは、職場での同僚からの手荒な扱いであったり、過去の外傷体験の回想に伴うものであったり、うつ症状の苦しみであったりするだろう。それらにとっての癒しとなっている「空しい報酬」を取り去ることは、辛うじて保たれていたその人の人生のバランスを崩すことになる。だから来談者が人生から得ている報酬を批判したり、それを禁じたりすることには、相当に慎重にならなくてはならないのだ。

嗜癖との関連においてもアドバイスを提供しておこう。来談者と対面する時、彼がどのくらい人生で不可逆的な変化を被っているかを常に考えることは治療者として重要である。それはその来談者が背負っている十字架のようなものであり、その部分を心理療法で変更したり修正したりすることは極めて難しい。そこは数学で言えば、不変定数のようなものなのである。

一般に人は、人生で三つのタイプの不可逆的な変化を被っている可能性がある。一つ目は深刻な心的トラウマであり、二つ目は幼児期の愛着対象との関係の深刻な阻害である。これらの二つについては別の章で述べるとして、もう一つ重要なのが、彼の報酬系がどの程度「ハイジャック」されてしまっているか、である。この状態は表からは見えにくいが極めて重要である。ある人が一見正常に話をしていても、ある種の嗜癖を持っている場合には、もはや正常な思考や行動は期待できない。その人においてはその思考や行動のおよそ全てが、嗜癖物質や行動に伴う快感を得ることを目指している。面接者がアルコール中毒の人にいかに生産的な人生設計を説いても、彼らはそれを聞いているふりをしながら心の中では鼻であしらっているだけだろう。彼らの頭の中は、いかに面接者との話を適当に切り上げて、どこかで酒を手に入れるか、ということしかないのだから。

治療者は報酬系がある強烈なターゲットを有している状態は、極めて強固で変更不可能だということを理解しておく必要がある。嗜癖の脳科学を知らないと、その犠牲になっている来談者を説得しにかかったり、意志の力に訴えかけようとするかもしれない。あるいは嗜癖に負けてしまう来談者を叱ったり、面接者の言葉を軽んじていると被害的になったりもするだろう。面接者に必要なのは、来談者にとっておそらく唯一の救いの道である禁断（abstinence）をいかに成し遂げるかを、来談者と冷静に考えることなのだ。

嗜癖に陥りかねない状態にある来談者に対して面接者ができるおそらく唯一の確実な介入は心理教育である。これも重要な留意点だ。それは嗜癖の恐ろしさ、不可逆性について説くことである。嗜癖を回避するおそらく唯一の完璧な方法は、その嗜癖物質や行動にさらされないことである。これは心理士自身にとってもいえることだ。君子危うきに近寄らず、である。

第15章　報酬系という宿命 その2——快の錬金術

快感原則について

まず前章で論じた内容を簡単におさらいしたい。そこでは人は究極的に快感中枢の刺激を求めている、というテーマについて論じた。人は突き詰めれば快感を追求して動くのであり、理屈で動くのではない。それは私たちにとって一種の宿命なのだ。そしてありがたいことに、脳の中でここが活動すれば快感が得られる、という場所がわかっている。それが脳の深部にある報酬系という場所であった。そこを電気刺激すると、スイッチが入ったみたいに心地よさを感じるのである。

では何が人の報酬系を刺激するかということが、実はきわめて込み入っているのである。私たちが何を美味しいと感じ、どんな楽曲に心を動かされ、どのような絵画に魅了されるかは、人により千差万別で、その選択はかなりの程度に偶発的で、そこに具体的な理由らしきものが見つからない場合が大半なのだ。

人は自らの報酬系を刺激するものを求めて動く、つまり快感を求めて行動するという仮説に立った原則を「快感原則」と呼ぼう。これは精神分析のフロイトが論じた快感原則（pleasure principle）とだいたい一致している。すでにみたように、報酬系を興奮させるものは、食べ物やセックスや薬物などの直接快感を生む体験だけではない。愛着や自己達成などの精神的な満足体験も同様である。だから人が快感原則に従うと言っても、人間がそれだけ刹那的で享楽的であるということを意味するわけではない。

ただしこの快感原則の意味について考えた場合、いくつかの疑問がすぐに湧いてもおかしくない。人は快感のみに生きているわけではない。私たちは実生活の中で、さまざまな快感を味わうことを我慢し、先延ばしし、あるいは不快や苦痛にも耐えているではないか。そもそも快感を遅延できるという能力は人間にとって必要不可欠である。もしそれができないとしたら、人は即座に快感を味わうことのみに走り、計画的に物事を行うことが一切できなくなるであろう。この問題を「快感原則」だけから説明できるのだろうか？

この問題に関して前章で私は次のような論じ方をした。決め手は私たちの持つ想像力である、と。人はまだ得ていない快楽を近い将来味わうことをありありと想像し、その量を査定することで、現在の苦痛を切り抜けることができる。たとえば砂漠の向こうにオアシスがあることがわかっている場合は、水で喉をうるおしている自分を生々しく想像することが、それを実現するために炎天下を何時間も歩いていく動因となる。

このような過程を支えているのが、報酬系におけるドーパミン系のニューロンの興奮の仕組みである。ドーパミン系ニューロンの興奮には二つのパターンがあることはすでに示した。一つはトーン信号、もう一つはバースト信号である。バースト信号は、短時間で一気に見られ、実際に水を目の前にした時も、砂漠の先にオアシスがあることを知った時も、あるいは水を飲むことを想像しても、その瞬間に一時的に生じる。このようにバースト信号による報酬系の示す反応は、実際の快だけではなく、快の予想に関して反応する仕組みであると考えられているのである。リアルな想像によりバースト信号を生じさせ、いわば快感の味見をさせてもらえるということが、「これを実際に獲得したい」という気持ちにさせるのだ。他方のトーン信号はジワーッと持続的な快感を与えてくれる。こちらのほうが快感としては本物と言えるだろう。

「不快原則」も必要になる

このように前章では快を先取りする際の想像力の重要性について触れたが、それでは不快や苦痛を味わいながら行動することは、どのように説明されるべきであろうか？　実はこちらの方はかなり厄介である。結論から言えば私たちは「快感原則」だけではなく、「不快原則」と呼ぶべきものも想定しなくてはならなくなるのだ。「快感を味わうことを求める」という仕組みだけではなく、「不快なことを避ける」という仕組みも必要になってくるのである。それは端的に、快感を得る部分（報酬系）と不快を感じる部分（おそらく脳の多くの場所に遍在する）が異なるという事情によるのであろう。

「不快原則」について考えるうえで以下の例から説明しよう。

ユーチューブで、犬の「お預け」のシーンを撮った珍しい映像を見たが、これが非常に印象深かった。二〇匹ほどの犬が、自分たちの前にある複数の餌の入ったボールを前にして、ムチを持った飼い主の合図を待っている。ある犬はすでによだれをダラダラ流している。大抵の犬は居ても立っても居られない様子でジタバタしながら、でも決してボールに口を近づけようとはしない。もしそんなことをしたら、飼い主のムチが飛んでくることをよく知っているからだ（もちろん年月をかけてそのように調教してあるのである）。そして犬たちは、飼い主の合図により一斉に餌のボールに突進する。これを一匹の犬ではなく、二〇匹以上の犬が行うから壮観である。人間ではなく、動物が見せる快の遅延の例なのだ。

ここで犬たちの快感中枢で起きていることを考えてみよう。目の前に餌の入ったボールを出された時点で、快感を査定すべく想像力が働くが、その際はドーパミン作動性のニューロンのバースト信号が生じる。「やった、これから餌だ！」という感激である。これはすでに見たとおりだ。しかしこのバーストはすぐ止む。そして実際に餌が口の中に入るわけではないからトーン信号も低いままだ。

ところでこの状況で犬たちが査定を繰り返すのは、餌を実際に食べているときの快感ばかりではない。今餌に飛びついたら飼い主にムチ打たれることを犬たちはよく知っている。それを想像した「イタい、コワい！」感もあるだろう。この不快の方をも査定しているのだ。両者を比べて後者の方が凌駕しているから犬は「お預け」を選択するのだろう。もし逆の関係なら……ムチが身体に食い込み、皮を引き裂く苦痛に耐えながらも餌に食らいつくことになるのだ。ということは犬の脳内には、そして人間の脳内には、将来の不快を査定するだけの想像力も存在することになる。犬は許可なしに餌に食いついた際の快感も、そのせいでムチで打たれた際の苦痛も、かなり正確に予測することができる。それにより自らの行動を律していることになる。

とすると先ほど述べた「快感原則」の意味は少し変わってくることになろう。私たちはすでに「人は自らの報酬系を刺激するものを求めて動く、つまり快感を求めて行動する」という原則を「快感原則」と呼んだのであった。しかし実際にはいかに報酬系を刺激するとしてもそれに向かわない場合もある。それはその行動が同時に伴う不快や苦痛を想像して査定した量が快感を上回った場合である。先ほどの犬の例では、鞭打たれた場合に感じるであろう苦痛が、餌に食いつくときに体験するであろう快感を上回った場合である。するとここで私たちはもう一つの原則を考えざるをえなくなる。それが「不快原則」である。やはりこの二つを考えなくては理屈に合わなくなるのである。

「不快原則」：「人（動物）は自らに不快を与えるものを回避する。」

このように快感も不快も、それを実際に体験する前に、想像力によってその大きさを査定する必要があるが、そのためにはそれなりの知能レベルが備わっていなければならないことになる。だからたとえば爬虫類のイグアナに、犬の例でみたような「お預け」はむりだろう。餌に食らいついたときの快感も、鞭打たれる苦しみも、そのむき出し同然の脳幹のみでできているような脳ではありありと想像できないのだ。

しかし実はイグアナは視野の中にキャベツを見つけたら、そこまで這って行くくらいの苦労は厭わないだろう（ちなみにイグアナは草食だそうである）。それはイグアナなりに想像力を働かせた満足体験の遅延ではないか？　たぶんそうではないだろう。餌とみなされるものが目に入った時に、そこに接近するという行動自体がもう脳にプログラムされている。それを前章では、本能的、ないしは反射的な行動として理解したのであった。

「快感原則」＋「不快原則」＝「現実原則」

　ここでいったんまとめてみよう。人（動物）は常に、ある行動を選択した場合に得られる快と不快を想像して査定し、比べている。そしてその絶対値の大きい方を選択しているのだ。目の前の餌に突進するという犬の行為は、そうすることによる快と、不快を比べた上で、快の方が大きい、という判断が下れば実行に移され、逆の場合は抑制されることになる。もちろん査定が結果的に間違っていたということはある。餌が思ったより不味かったとか、鞭が予想以上に痛かったとか。するとその時点で行動は方向転換することになるだろう。そしてこのような仕組みを支えているのが、「快感原則」と「不快原則」なのだ。

　これらの両「原則」は一種のシーソーないしは天秤のように働いていると考えていいだろう。ある行動による快の予想値よりも不快の予想値の方が勝てばその行動は行われない。その逆も成立する。その結果として主として快を追及するような行動もあれば、もっぱら不快を回避するための行動もあるのだ。

「快感原則」と「不快原則」という二つの原則について述べているが、人が両「原則」に支配され、どちらか優勢な方に従うという原則をまとめてひとことで呼べないか？　それを望む人のために適当な用語を考えるとすれば、もうこれは「現実原則」しかないだろう。そしてこれもフロイトが最初に考え出した概念にほぼ近い。

　ちなみにイグアナは快の遅延ができず、お預けも無理だろうという話だったが、ちょっと言い過ぎたかもしれない。イグアナだって状況次第では「お預け」はできるはずだ。目の前のキャベツの向こうに、天敵のカラスの姿が見えたら、それが去ってしまわない限り、キャベツは「お預け」にならざるをえないだろう。それがイグアナの日常における厳しい現実だ。おそらくこの種の「現実原則」に非常に適応しているから、これらの生物は生き残っているのである。ただしカラスとキャベツを前にして、イグアナがどの行動をとるべきかで頭を悩ませるかどうかは実はわからない。天敵の認識さえも含めたかなりの部分が本能に組み込まれている可能性があるからだ。そしてそれが以下に述べる「本能的、常同的な行動」に含まれる可能性がある。

「快感原則」と「不快原則」の間を埋める本能的、常同的、無意識的な活動

以上、人や動物の行動を「快感原則」と「不快原則」の両方に支配されたものとして描いた。しかしこれらの二原則がある程度うまく働くためには、その生物がある程度以上に高等である必要があるという事情もご理解いただけるだろう。なぜなら両「原則」とも実際には体験されていない快感や不快を査定ないし検出するために、それ相当の想像力を必要とするからである。下等動物ではこうは行かない。

前章「報酬系という宿命　その1」で私はヒメマスのことを紹介した。ヒメマスの親は、産卵の後、一生懸命に砂や小石を卵の上にかけてカモフラージュするという。一見複雑な行動を見せるわけだが、それをごく自然に行うのである。つまり親ヒメマスがひれをパタパタやっている時、一生懸命想像力を働かせ、「わが子が元気に孵ってくれますように。そのためには真心を込めて砂をかけよう……あと三時間ぐらいは続けよう」「ウーン、ここでやめちゃうと、自分は親ヒメマスとして失格だったと後でオチこむだろうな。……」などと考えることは絶対にありえないのだ。彼らは自動的に、無意識的に、常同的にひれのパタパタを続ける。それはすでに一つの回路として脳の中にプログラムされている本能の一部というわけだ。そして下等動物では、この種の本能に基づく行動がそのかなりの部分を占めているのであろう。生物がある程度の進化を遂げるまでは、この本能的な行動

が占める割合が大きいのである。たとえばミツバチの作る社会やそこでのハチたちの仕事の分化の仕方はどうだろう？　おそらくそこには引きこもりバチもサイコパスバチもいないだろう。その意味では人間よりはるかに優秀という気さえする。

生物が高等になるにつれて、本能による行動の間にできた隙間を、自由意志による主体的な行動が埋めることになる。そしてそこでの主体的な体験に伴う快や不快が「快感原則」や「不快原則」の天秤にかけられるようになるのだ。もちろん本能に従った行動それ自身が、おそらく緩やかな快を伴っていることも想像できる。ひれをパタパタして卵に砂をかけるヒメマスは、おそらくなんとなく心地いいから続けるのだろう。本能に従った行動それ自身が緩やかな快を伴うのは、その本能的な行動が中止されないための仕組みと考えられる。これが生殖活動などになると、大きなエネルギー消費を伴うためにそれ自身が大きな不快ともなりかねない。だからこそ当然強烈な快に裏打ちされていなくてはならない。メスのヒメマスが産んだ卵に必死に精子をかけて回るときのオスは相当コーフンしているはずだ。金メダルを取った直後の北島選手ではないが、「チョー気持ちいい！」と心の中で叫んでいるはずである。

この事情は私たち人間にとっても変わらない。食行動、生殖行動など、明らかに本能に深く根ざしている行動には強い快感が伴う。また無意識的に行っている、いわばルーチンとなった行動についても、穏やかな快感くらいは伴っていることが多い。たとえば人は決まった通勤路を歩いている時には、その行為について意識化していないことが多いが、おそらくはある種のゆるやかな快を伴っているからそれが続けられるのだろう。だから風邪などをひいて体調を崩しているときにはすぐにその活動は不快に転じてしまうので、少し歩いてはみても、結局はタクシーを呼んだり、道に座り込んでしまいたくなったりするはずである。

実はある事柄をやり慣れている、習慣化している、ということは、それ自体がボーナスとしての快感を与えてくれていると考えてもよい。だから特に意識することなくこなしている日常的なルーチンは、特にそれ自体に快感を意識しなくても、転居等をきっかけにして急に奪われるようなことが生じると、何となく懐かしい、と思うのである。「昨日まで〜していたから今日も〜し続ける」というのは私たちの行動を規定するかなり大きなモティベーションの一つである。ただしそれも一定の期間を過ぎると逆に苦痛になる傾向にある。「〜に飽きる」とはそのような現象と考えられるのだ。

「快感原則」と「不快原則」の綱引きの関係

「快感原則」と「不快原則」の関係性についてもう少し説明を続けよう。私たちが日常的に行う行為の大部分は、この両者が同時に関係しているといえる。私たちの行動のほとんどが、快楽的な要素と不快な要素を持つ。だから常に快感原則と不快原則の綱引きが起きていることになるが、実際にはそれがルーチン化すると、一部は自動化され、反射的、常同的になり、大脳辺縁系を介して処理されるようになっていく。そこに第十三章で論じた小脳の活動も関与していることが考えられるのだ。

健康のために自宅の周りを散歩する、という例を考えよう。散歩で小一時間汗を流すのは気持ちいいが、同時にめんどうくさい、という部分も伴うだろう。空模様が怪しかったり、ムシ暑かったり、逆に肌をさす風が冷たい日などは特に「私は何のためにこんなことをやっているんだろう?!」と思うこともあるだろう。しかしあなたがその散歩の途中で「やーめた」と道に座り込んだりせずにそれを継続する場合、それは散歩が現実原則に則っている（つまり散歩による快>散歩による不快である）からだということになる。

この例における快にはどのようなものがあるのか？　それをリストアップしてみよう。歩くこと自体を気持ちよく感じている場合には、快を各瞬間に体験していることになるだろう。それ以外にも散歩が終わった際の「今日もひと仕事をした」「体にいいことをきちんとした」という達成感を先取りして体験している面もあるかもしれない。つまり快は、即時的な部分と、遅延している部分により成り立っている。ただし「今日のお仕事の三五パーセントは達成できた」などと考えることができる人の場合には、歩いている間にもそのパーセンテージが徐々に上がっていくのであるから、遅延部分は即時的な部分と事実上あまり変わらなくなるだろう。

では不快はどうだろうか？　天候がすぐれない時や道がぬかるんでいる時、体調が悪い時などは、歩いている各瞬間が苦痛となるであろう。こちらの方はほとんど即時的なものくらいしか思いつかない。遅延した不快体験というのはこの場合あまり考えられないからだ。「この散歩を終えたら、将来何か悪いことが起きる」などということは考えにくい。

さてこの散歩がルーチン化していったならば、それは半ば無意識化され、自動的なものになる。仕事から帰るといつの間にか散歩用のスポーツ着になり、歩き出している、などのことが生じる。その時はいちいちそれが快か不快かを問うことなく、その行動が自然と起きてしまう。ただしその行動がマイルドな形で快を与えることが、その継続にとっては重要であるということはすでにみたとおりだ。

散歩の例では、快が即時的なものと将来の先取り分という複雑な構造を持ち、不快の方は即時的なものだけだったが、逆の例を考えることも容易である。たとえば喫煙。こちらは快はもっぱら即時的だ。「こうやって煙草を毎日吸っているのは辛いが、将来きっといいことがある」などということはありえないだろう。ただしおいしそうなタバコのカートンを手に入れて家に帰ってから吸おうと家路を急ぐ時の快は、遅延部分といえるかもしれない。

今度は不快の方のリストだが、これは複雑だ。即時的なものとして「まずい、煙い」などといいながら吸い続けるということもあるのだろうか？　私は喫煙者ではないのでわからない。しかし「これ喫っていると、どんどん肺が真っ黒になっているんだろうな」とか「肺がんや膀胱がんに確実になりやすくなるだろうな。オソロシイ」などの考えは起きるだろう。これは将来の苦痛を先取りしたものといえなくもない。

「快感原則」と「不快原則」と「不快の回避」との関係

ところでこの快感原則と不快原則との綱引きの関係についての議論を読んでいて、あることに気が付く人もいるかもしれない。それは知る人ぞ知るウォーコップ・安永の提言である「すべての行動は、快の追求と、不快の回避の混淆状態である」との違いだ（安永浩『分裂病の論理学的精神病理――「ファントム空間」論』医学書院、一九七七）。この提言は英国の不思議な学者ウォーコップが示した人間観を日本の精神医学者安永浩博士が継承しつつ発展させたものだが、それと「快楽原則」と「不快原則」との関係はどうなっているのか。この問題についても触れておきたい。

本章でウォーコップ・安永の理論に立ち入る余裕はないが、彼らの理論をひとことで言えば、人間の行動は必ず、それを「したい部分」と、「しなくてはならないからする部分」がまじりあっているということだ。彼らは前者を「生きる行動（living behavior）」、後者を「死・回避行動（death-avoiding behavior）」と名付けている。この観察は私たちの日常生活に照らせばかなり妥当である。というよりそうでないという行動を見つけることが難しい。どんなにそれをすることがうれしくても、義務の部分は何らかの形で入り込んでくるものだ。先ほどの散歩の例で言えば、楽しく歩いている場合にも、いわば義務感に駆られてやっているという部分がある。義務感に駆られているというのは、それを「しない」ことが後ろめたさや罪悪感を生むからである。「死・回避行動」とはそれを少し極端な形で言い表したものなのだ。

このことをこれまで見た快感原則と不快原則の議論に引き付ければどうか？　「死・回避」の部分は、見た目は不快原則に従った行動とは似て非なるものだということがわかる。「死・回避行動」の場合、それは散歩を継続するという方向に働くが、不快原則の場合はそれは散歩をやめる方向に綱を引くことになる。前者は、「散歩は苦痛な部分があるが続けよ」であるのに対し、後者は「散歩は苦痛だからやめよ」と当人に働きかけるだろうからだ。すると両者はまったく別のものなのか？

ここで一つ種明かしをすると、実はこれまで「快感原則」、つまり気持ちいいことはやる、としていたところに、「不快の回避」というファクターもある程度は含めていたのである。不快の回避はしばしば安堵感を生むので、それも快感としてカウントしてしまおう、ということだったのだ。確かに両者は区別しにくいところもある。しかし厳密に言えば、不安の回避と快感を一緒にするわけにはいかない。

たとえば散歩の例を思い出そう。そこで快感のリストに挙げられるものとして次のように述べた。歩くこと自体を気持ちよく感じている場合には、快を各瞬間に体験していることになるだろう。それ以外にも散歩が終わった際の「今日もルーチンをこなした」「体にいいことをきちんとした」という達成感を先取りして体験していることになる、と。ホラ、快のリストに実は「不快の回避」が含まれていたではないか。「今日もルーチンをこなした」というのは、一種の義務を自分に課して、それを遂行したということを意味する。それは散歩をしないことにより生ずるさまざまな健康上の問題を考えることの苦痛や不安を回避するという意味を持っていたのだ。

考えてみればお預けの行動を分析する際に、最初から不快の回避をしっかり数え入れておくべきであった。というのも私たちの行動のかなりの部分は、この不快の回避としての要素を非常に多く持っているのだ。いやいやながらする勉強、不承不承に通う職場などを考えればそれは明らかであろう。それに何しろまったく快の要素がなく、「不快の回避」だけの行動というのもいくらでもあるからだ。たとえば犬がムチをもって追いかけてくる人から必死になって逃げているという場合などはそうだろう。

ところで「すべての行為は快の追及と不快の回避の二つの要素からなる」という提言には、誤ってはいないものの、ちょっとしたトリックがある。これは一種のトートロジーとなりうるのだ。この点を少し説明しよう。

ある行為を行うということは、「その行為を行わないという行為を行わないこと」でもある。先ほどの犬のお預けの例では、餌に突進するということは、「お預け」をしないこと、つまり「えさに突進するという行為を行わないこと」をしないこと、でもある。するとある行為の快のリストには、その行為をしないことによる不快を回避すること、という項目は必然的に含まれることになる。あたりまえだ。それが「不快の回避」の正体であったのだ。では私はどうしてこれを快の追求と同じものとして扱ってきたのか？　それはしばしば不快の回避が快の追求に変質するからである。そしてそこに再び登場するのが私たちの想像力なのだ。私たちの想像力は、不快の回避から新たな快を生むことができる。それをちょっと奇をてらった言い方ではあるが「快の錬金術」と称して、次に論じよう。

快の錬金術は前頭葉のなせる業である

先ほどの散歩の例で、それをもっぱら義務感から続けるという場合を考えた。「面倒くさいなあ」とか「本当はこんなことは必要ではないんじゃないか？」とか思いつつ、「でもこのままだとまた三日坊主になってしまうかもしれない」と考え直していやいやスニーカーをはくという場合である。この種の義務感のみに従った行動というのはかなりの苦痛を伴うわけだが、これをどうしたら楽しいものにできるだろうか？

ここで考えてみよう。少なくとも散歩を始めたひと月前は、散歩はさほど苦痛ではなかった。むしろ張り切って「よし、これからは毎日一万歩歩くぞ」と新しいスニーカーを買いに走り、張り切って始めたのである。それはあるテレビ番組を見た翌日のことであった。その番組では生活習慣病について特集し、それを見ながらあなたはつくづく自分の炭水化物中心の食生活や運動不足の問題を思い知らされた。そして番組でゲストの医師が言っていた「このままで行くと徐々にメタボリック症候群がひどくなり、やがて糖尿病や高血圧になり……」という言葉が頭に残って不安と恐怖でいっぱいとなり、さっそく仕事から帰って三〇分の散歩を思い立ったのだ。

最初の二、三日は、あなたはその散歩に意欲的だった。「自分は健康にいいことを始めたのだ」、「メタボリック症候群に陥る危険を確実に回避しているのだ」と思うことができたからだ。しかしその意気込みは徐々に薄れていった。そしてひと月たった今は、散歩の時間が近づくと「メンドーだなあ」とため息をついているのである。しかしそれでも散歩を続けるのは、散歩から戻った時にある種の達成感が感じられること、そして「三日坊主にならずに済んだ」という安堵感があるからだ。これまでの議論から前者は快感であり、後者は不快の回避ということになることはおわかりだろう。

さてここでのテーマは、この散歩というルーチンを、より快楽的なものにするにはどうしたらいいか、ということだ。そこには想像力が関与している、と述べたが、それはどういうことか？

一つには、最初の頃に持っていた不安感を何とか取り戻すという手段がありうる。たとえばあなたがあれほどインパクトを受けたテレビの健康番組をいつも思い出し、あるいは録画をしたものを毎日のように再生し、今の食生活が自分の健康を損ないかけていて、今すぐにでも生活習慣を変えなくてはならないということをありありと感じ続けることができたらどうだろうか？　あなたは自分の生活の不健康さを思うたびに、メタボリック症候群の恐ろしさを感じ、不安を新たにするだろう。すると毎日の散歩は、それに対する具体的な対策としての意味を、そのたびごとに感じさせるのではないか？　そして毎日の散歩に、不安を減らすという大きな意味付けを与えてくれるだろう。

この種の想像力の使い方はそれなりに有効だろうが、それにも限界があるし問題も生じる。日常の雑務に追われて番組のことを思い出すだけの精神的な余裕はないかもしれない。ビデオを何回も見る暇もないだろう。想像力の発揮には精神的なエネルギーを要するものなのだ。

しかし人にはもうひとつ別の想像力の働かせ方もある。いや、むしろ非常に多くの方は、この二番目の形での想像力を用いているはずである。それは「散歩をサボると三日坊主になる」という不快の回避部分を、一種の達成感に書き換えるための想像力だ。散歩を続けることを自分に与えられた宿命として受け入れてしまう。そしてそれを一日一日達成する自分をほめてあげるのだ。こうして「不快の回避」の項目の値は減って、より純粋な快の部分が増えていく。これが「快の錬金術」と私が呼ぶものである。そうすることで散歩は「より楽しく」なる。努力の名人などと呼ばれる人たちは、大抵こういう錬金術を行っている。そしてその種の高度な想像力を発揮するのは、人間に特に発達した前頭前野である。

ところでこの種の錬金術は、私たちの誰でもある程度はその能力を持っている。それは私たちがある程度の喪失体験にはあきらめ、慣れることができるからだ。そうするとその喪失が埋められることを獲得として感じ取るようになる。

たとえばあなたが一〇万円入りの財布をなくしてしまったとしよう。どこかに落としたつもりになって、もう絶対出てこないとあきらめてしまったとする。その財布が一週間後にソファーのクッションの隙間から出てきた時は、「やったー、一〇万円ゲット！」となるのである。散歩のルーチンについても、片手間にやるのではなく、自分の仕事のようなものとして受け入れることにより、苦痛度は減り、達成感へと変換するであろう。

ちなみにこのような変換を行えるためには、ある程度の精神の健全さが必要である。少なくともうつや強迫を伴っていないということは大切だ。人間はある程度の心のエネルギーがあれば、「しなければならない」ことを、「しないと不安なこと」→「すると安心できること」→「すると喜びを感じられること」へと変えることはさほど困難ではない。特に「しなければならない」ことがそれほど苦痛なことではなく、「多少めんどくさい」程度のことなら、いったんそれに集中すると案外スムーズにできたりする。するとその行動自体の快を増すこともできる。面倒くさい散歩も、歩き出したら案外楽しい、ということもあるだろう。そして歩き終わった後は「今日もルーチンをこなしていい気持だ」となる。しかしこの種の芸当が一切できなくなるのがうつ病なのだ。うつになると、普段面倒に感じていたことなどは、およそ実行不可能になる。始めても少しも楽しくない。集中力により乗り切る、という力も残されていないのだ。

強迫は強迫でこれまた厄介である。ある行動（強迫行為）をしないことの不安が、理由もなく、病的に襲ってくる。散歩の途中に目に入る電信柱を数えないと不安になり、歩道のタイルを一定の順で踏まないではいられなくなり、それで疲弊してしまったりする。強迫は、まさに自分の生活にかかわる行動のことごとくが「しなきゃならない行動」になってしまう。そしてその「しなきゃならない」リストには、自らの強迫が生み出したさまざまな行動の詳細が付け加わっていく可能性があるのだ。

「不快の回避」の「快の獲得」への転換には、個人の工夫や創造性も発揮される。散歩をした後はカレンダーに大きな丸を付ける、でもいい。新しいシューズを買って、歩きながらその履き心地を楽しむ、というのも悪くないだろう。またそんなお金もなかったら、家族に自慢する、でもいい（でも家族の誰もほめてくれないとあまり意味ないが）。仕方がなかったら自分をほめてあげる、という方法もある。

このような能力を発揮しているのは、主として前頭葉である。特に後背側前頭前野（dorsolateral prefrontal cortex）は、将来にわたる行動のシミュレーションに携わる部位である。この部分は自分がある事柄をどのように実行していくかのタイムテーブルを作成することに貢献する。努力の天才のありかは、ここら辺にあるのだ。

快の錬金術の補足

ところで「やらなくてはならないこと」を「やると達成感を得られるもの」に変えることは、快を生むことだ、と言ったが、これには補足が必要だ。そもそも両方とも最初から快のリストに載っていたのではなかったか？ということはその総計は変わらないのに、快が新たに生まれる、とは詭弁ではないか、とも言われかねないからだ。では、人は他人ないしは環境から何かを与えられることなく、自分から快を新生することなどできるのだろうか？　ここのところを最後に考えておきたい。

つまりこうだ。最初はいやいやながら散歩を始める。その時は目の前に達成感による快がなかなか見えない。「メタボになるのが嫌だからやろう、と昨日決めたから」とか「三日坊主になるのは嫌だから」という消極的な理由ばかりである。しかしこれも一応快のリストに載っている。不快のリストには山ほどある。かったるい。疲れる。足のウオノメが痛い。巻爪もズキズキする（新登場！）。これだけの逆風で、よくも散歩が続けられるものである。しかしこんな感じで日常生活を送っている人は多い。仕事などもこんな感じかもしれない。

この散歩が少しでも快の要素を含んでいるとしたら、それは「ああ、今日はもう散歩をしなくてもいい」「今日のノルマは終わった。これから二十三時間は散歩から解放される」という安堵感なのである。でもそのうち人は「ああ、今日も散歩がしたい」と散歩を楽しむようになることもあるのだ。もちろんごく一部の人がこうなるのだが、ある程度の楽しみを感じられるようになる人は結構いるものである。これは大変なことなのか？　それともあたりまえのことなのか？

そこに絡んでくるのが、先ほど財布の例で示したような忘却する力である。人は生きていくうえで多くの傷つきや、恥ずべき体験を持つ。それは大きな苦痛を伴う。しかしそれは通常は徐々に忘却されていく。不快はその一部が消失していくのだ。同様のことは快についても同じである。獲得した喜びは徐々に忘却される。そのうち当たり前のようになる。このような忘却の力はもろ刃の剣といえる。私たちを過去の辛い思い出によるストレスから守ってくれると同時に、不幸にもすると言えるのだ。つまり喪失を、失ったものを再獲得する楽しみに変える力が与えられていると同時に、過去に自分を幸せな気分にしてくれたものが、あっという間に色あせてしまう、ということも起きてしまう。

散歩の例で言えば、健康診断の結果が思わしくなく、日課としての散歩が必要となったということ自身は不快体験であるが、それに慣れるに従い、今度は健康な体を取り返すことへの希望や喜びが大きくなる。

ここで先ほど問題にした快の新生に戻ってみた場合、これは新生というよりは、実はかなりの部分が「忘却分」として説明できるのではないか、というのが私の主張である。私たちの人生の楽しみは、実はかなり過去に失ったものの痛みを忘却した分からなる。そしてもちろん、同じことは不快についても言える。

次章ではこのテーマをもう少し掘り下げよう。心理士へのアドバイスは、その最後にまとめる。

第16章　報酬系と日常生活――相手を不快にさせないのが流儀

精神的な不快の本質

フロイトは精神分析の目的を、「神経症的な苦悩を通常の人生の悲哀に変えること」と述べたが、私たちの人生はある意味ではこの悲哀の連続と言ってよい。では悲哀や不快の本質的な部分は何だろうか？　それは、すでに私たちが獲得したものの喪失のプロセスで体験されるものである、というのが私の考えである。言いかえれば、私たちの不快の多くは、これまでに味わった快楽の代償なのだ。もちろんそれ以外にもさまざまな不快や苦痛がある。身体的な痛みや病苦や空腹など、身体を基盤にした苦痛はここでは除外すると、精神的な不快のかなりの部分は、私たちが実際に、あるいは空想上で喜びを持って獲得したものから派生しているのだ。

人はいったん獲得したものには、あっけないほどすぐに慣れてしまい、それが当たり前になってしまう。すると今度はそれを失うことが苦痛になる。もし獲得したものがいつまでも当たり前にならない、ということが可能だとしたら、それを失うときの苦痛もごく少なくてすむことになる。要するに「これは何かの幻なのだ」とか「ダメもとなんだ」と自らにつぶやき続ければいいのだが、しかしよほど悟りきった人間でもない限り、そのような割り切り方はできない。なぜならふつう私たちは自分たちの脳が快を勝手に味わってしまうのをコントロールできないからである。

ただし物事の獲得に伴う快感は、一瞬のうちに生じるわけではない。おそらく脳が各瞬間に味わう快には上限がある。快の針が振り切れてしまうのだろう（同様に苦痛にも限度がある。たいていは針が振り切れて以降は、意識が薄れていくものである）。そこで快の大部分を味わいつくすためには、数時間〜数日という時間が必要になる。ということは、喜びを感じた瞬間というのは、その獲得の事実に十分慣れてはいず、したがって失うものも多くはない。

ノーベル賞を獲得したと告げられた科学者がおそらく最初に味わうのは、喜びというよりは一種の離人感ではないか？　もちろん受賞を確信していたり、ある程度予想していた場合は、かなり実感を伴ったものになるだろう。しかし通常人間は、あまりに大きな喜びは時間的に分割して味わうしかない。離人体験はそのプロセスで生じるのである。そのような場合は、その一分後にその受賞のニュースが誤報だと知らされたとしても、おそらくそこにさほどの苦痛や落胆はないだろう。まだ快のホンの一部しか味わっていないからだ。ただし一昼夜過ぎてようやくうれしさに慣れてきたときに誤報だとわかると……これは悲劇以外の何ものでもない。

ノーベル賞受賞者が一昼夜ほどでその喜びに慣れ始めると、その瞬間から失うことへの不安や苦痛が始まる可能性がある。「自分はノーベル賞に値する研究をこれからも続けることができるのか？　それなりの貫禄を示すことができるのか？　学歴詐称が問題になったりしないか？……」

私がこの章のもとになる文章を準備していたのは二〇一二年の夏であるが、先日のロンドン・オリンピックのメダル獲得選手の祝賀パレードで、水泳の北島康介選手は少しさびしそうだった。最後には団体で銀メダルも獲得できたのに、それを首に下げても不本意そうな表情のように見えた。それは彼が過去の二大会で金メダルを四つも獲得しているからである。すると今回も、という自分自身の欲が出る。周囲も期待する。「メダルは取って当たり前」、になる。すると胸に銀メダルを下げることができても、彼には苦痛を伴う喪失体験になってしまうのだ。そして同様のことは、他のメダリストたちも多かれ少なかれ体験するのである。

人生の上での「金メダル」を取ること、成功すること、それは嬉しいことだが、災いの元であるといっても過言ではない。将来の不幸をほぼ約束しているからだ。読者は思うかもしれない。「ダメもと」の感覚を維持する秘策はないのか？　獲得したものを偶然の賜物、と思い続けていれば、それがなくなっても痛みを感じないのではないか？　もちろんそうである。でもそれはある意味では人生を楽しまない、ということになってしまう。それは普通の人間にはできないことなのだ。楽しまないと決めても、脳はすぐに楽しんでしまう……。ということでまた報酬系の話に繋がっていく。

報酬系と快、不快

報酬系の働き方を思い出してみよう。レースに勝ち、金メダルを獲得したという時点で、ドーパミン作動性ニューロンのバースト信号はいやがおうでも生じる。トーン信号も上昇するはずだ。するとおそらくそれらの積分値が、将来失うものとして用意されることになる。まさに快を得た分、不快を体験する。果たしてこれは避けられない運命なのだろうか？　それを何とか防ぐことはできないのだろうか。

もう少しドーパミンニューロンの動きを探ってみる。ここで縦軸に示すのは、そのトーン信号のつよさである。するとある種の獲得を体験し、喜びを感じた時のドーパミンニューロンのトーンは、こんなふうに描ける。一時的に上昇し、また下降するわけだ（図16－1）（ちなみにこれは急上昇しているからといってバースト信号ではない。トーン信号を多少誇張して描いているだけなので、混同しないでいた

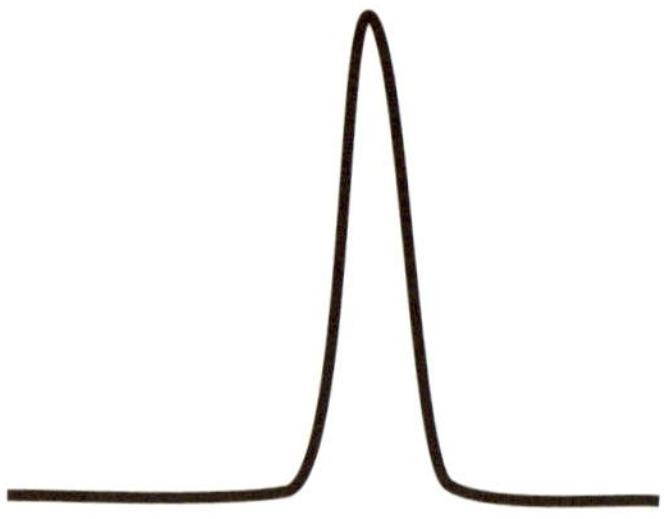

図16–1

だきたい)。

しかし話はこれでは終わらない。その先を時間軸上で追ってみると、普通はこんなことが起きている可能性が高い(図16-2)。

つまりこの曲線は、長い目で見たら、後に下のほうにも落ち込む二双性なのである。ここでマイナスの部分に落ち込むのはなぜか。別に金メダルの一部がひとりでにすり減って行くわけではない。しかし時間が経つにつれて、自分も金メダル当時の記録が出せなかったり、自分のオリンピック記録が他の選手によって更新されていったりするからだ。こうして金メダル選手としてのプライドが、少しずつ揺らいでいく。それに最初のころのドーパミン信号の上昇には、おそらく金メダルをもらったという事実だけでなく、それにより世間に騒がれ、周囲からちやほやされることの喜びも入っていたのだ。しかしそのうち世間は新しいヒーローをもてはやすようになり、試合に出ても金メダリストとしてのプライドを保つような記録を出すことができないということで、少しずつこの喜びが目減りしていく。またいったんもらったメダルは誰かに奪われることはないが、将棋や囲碁などのタイトルは、次の年に奪われることで、今度は上向きの山の高さと同じ深さの谷(苦痛)を経験することになるのだ。この後半のマイナス部分を伴わないドーパミンの上昇は普通あまり考えられないのだ。ここで体験される快ないし不快は、それぞれ上向きないし下向きのカーブの積分値(面積)で表すことができる。そして獲得による快が喪失による不快にすべて変わった場合には、両方の面積は等しいことになる(図16-3)。

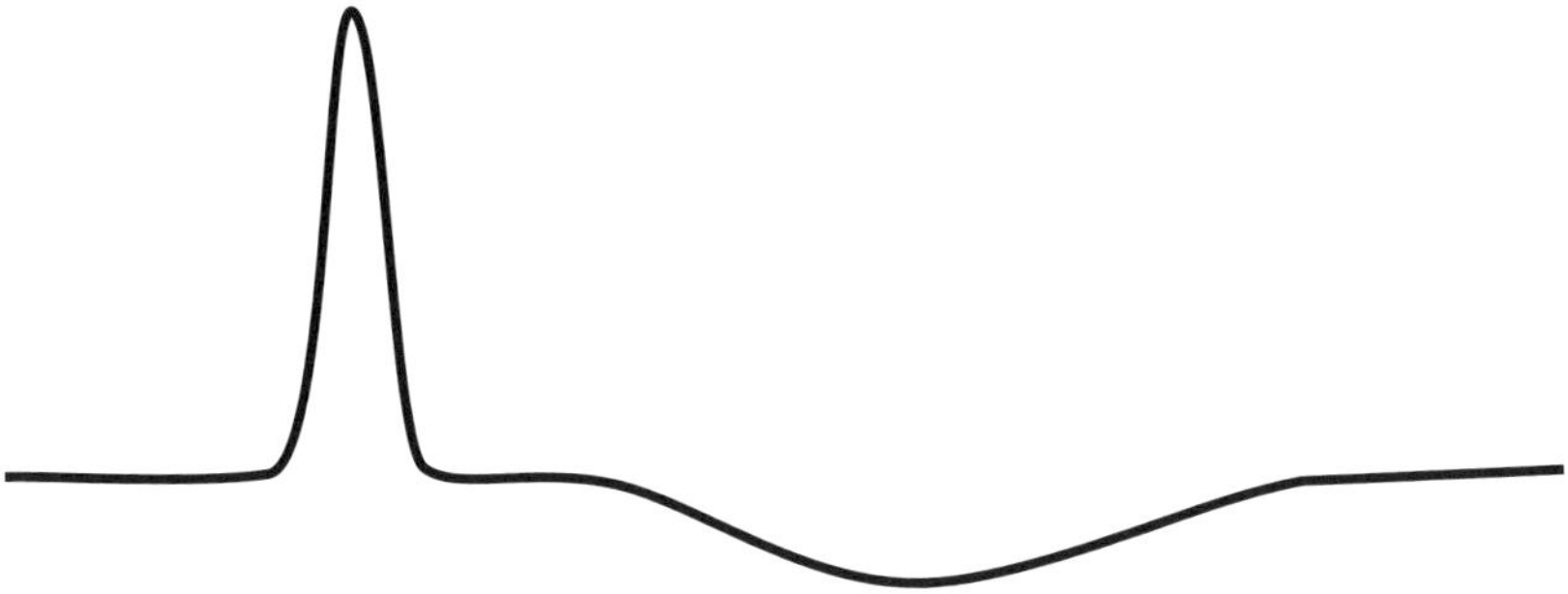

図16-2

ドーパミンの二双性のカーブは想像上の獲得でも起きうる

さてここから少し複雑な話になるが、この種の二双性のカーブは、実は想像上の獲得においても生じるのだ。上に出したのは金メダルの例だが、メダルだったら直接手渡されておしまいである。しかし私たちが日常生活で体験する獲得とは、その予定、ないしはその可能性という形で与えられる場合が多い。私たちは「〜を獲得できそうである」という場合、それを想像の中で先取りするものだ。そしてそれが第一の上向きのカーブとなって体験される。それが後に実際に獲得できれば満足であるし、期待に反して獲得できなければ、その期待の分だけの苦痛を味わう。

おそらく私たちが精神生活を営む上で一番健康的なのは、期待した分だけ獲得できるという生活である。たとえば狩猟生活を営んでいるなら、「今日の狩りではウサギを二羽くらいなら獲得できるだろう」と予想する。それでちょうど一家を支えることができる。実際に狩りに出てウサギを二羽獲得できればそれでいい。満足して一日を終えることできるだろう。その時ドーパミンのカーブは基本的には一双性ということになる。後の失望によるマイナス部分がないからだ。

しかしもし予想に反して採れたウサギが一羽だけだったり、まったく何も獲物がなかったら……。その分の失望や空腹による苦痛が待っている。それが下向きの曲線に相当するのだ。では仮に四羽ウサギが採れた

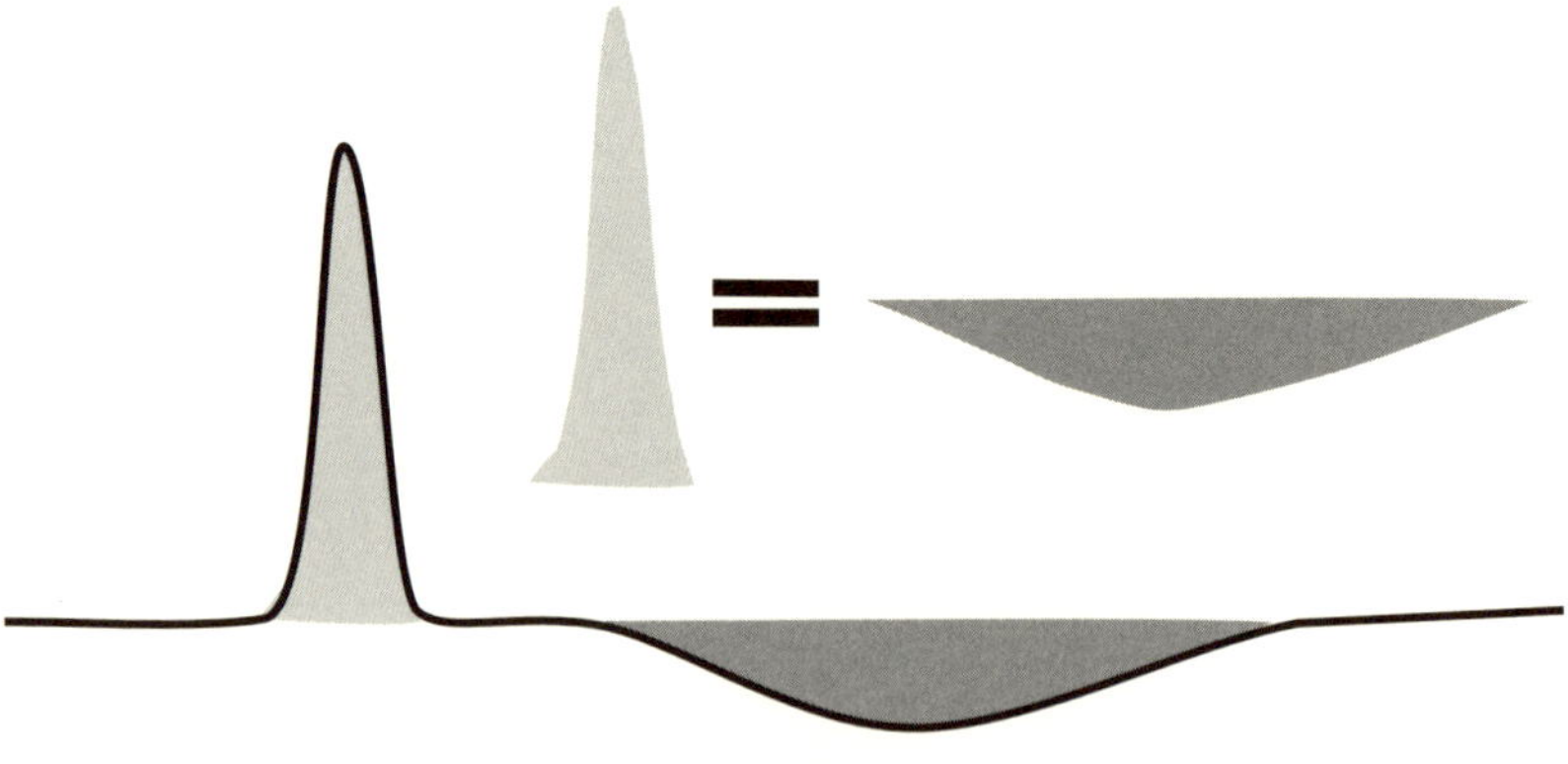

図16-3

らそれでいいかというと、そういうわけでもないだろう。今度は次の日から、「明日も三羽、いや四羽取れるのではないか」という期待が高まり、それは大抵失望に終わる。そしてその場合もカーブは二双性になり、これも苦痛をもたらすことになるのだ。

実は金メダルの例でも類似のことは起きていたのである。オリンピックに出場する時点で、金メダルの可能性を予測し、期待する。今回のオリンピックでは内村航平選手が体操の具体的な種目ごとに、金メダルへの自信についてテレビカメラの前で語っていた。彼は最終的に取れるであろう金メダルの数を明言はしなかったが、仮に三つ取れるつもりでいた場合には、一つだけだったり、無冠で終わった場合には、二双性のカーブの後半部分はそれだけ大きくなり、苦痛もそれだけ大きくなったはずである。

ドーパミンのカーブが二双性にならないことが精神の安定にとって大切であるとしたが、実はこれは私たちが日常生活で常にめざしていることなのである。報酬系の興奮とは、いわば私たちが一日を生きていく上で獲得するご褒美のようなものだ。報酬系がほどよく刺激されることは、一日の生活が比較的心地よく送れることを意味する。私たちが仕事場や学校で時間を過ごす時、そこでの業務や学習、同僚や友達との交流などを通じて、ある程度の楽しさを味わっているのがふつうである。いわばそれをあてにして日常を送っているようなところすらある。もちろんあてにした分の報酬が得られる保証はなく、その多寡に応じてその日の気分が変わったりすることも多い。すると実際の報酬の量が少なかったときは、次の機会からそれを少なく見積もるようにする。期待が裏切られる苦痛を私たちは繰り返したくないからだ。他方では期待より実際の報酬が多かった場合、次の快から私たちは同様の状況を前にして、上乗せした快の期待を抱くものである。

日常生活で快の量を予測する一方で、私たちはその日のうちに体験される不快もまた予想する。これは日常生活を送る上で必然的に伴う不快であり、それを覚悟しつつ私たちは毎日を送っているわけだ。私たちが仕事場や学校で過ごす場合、そこで体験されることが予想される不快は、快とは別個に予想されることになる。「今日は朝から数学、それから英語か……きついなぁ。宿題もやっていないし……」というわけである。そしてこちらもまたドーパミンのトーン信号の二双性のカーブを描くことになる。ただしこちらは、報酬の際のカーブと逆向きになる。もちろん実際の生活では、「現実原則」（「快感原則」＋「不快原則」）に従うわけであるから、両カーブは合成されて体験されることになる。

ところで一日の快の総計と不快の総計は、大体の予想は可能でもさまざまな条件によりその量が左右されるが、自分自身でコントロールすることのできる快もある。その典型は、ゲームやパチンコ、酒、食事等、遊興や飲食に関わることである。これに関しては私たちはあたかも既得権のように感じ、簡単には譲りたいと思わないものだ。否、頑強に固執するものである（自分の生活習慣を考えるとよくわかる）。

これについて考えていくと、私たちの脳は、おそらく非常に精巧な計算を行っていることに気がつく。一種の貸借対照表（バランスシート）を作り上げているようなものだ。それはたとえば次のように働く。「今日は仕事を終えたらうちに帰ってビールを飲もう。確か冷蔵庫には缶ビールを二本冷やしているはずだ。」缶ビール二本、という量がとりあえずあなたを満足させる量であるなら、それを思い浮かべた時点で、ある種の満足が得られる。あなたが安心して帰宅できるのは、そのビール二本がすでに手中にあると思えているからだ。そしてそれはビールのことを考えていないときにも、常に脳の中に刻まれている。すると冷蔵庫を開けたときに、ビールが一本しか見当たらないときの失望もまた約束されているのである。

脳の中の貸借対照表においては、これを「貸し」に記入してあるだろう。その記入はかなり詳細なもので、たとえばそのビールの銘柄や、冷えている温度さえも記入されているかもしれない。そしてあなたがそのビールを飲むことを忘れて寝てしまう可能性はかなり小さい。気になったテレビの番組を見るのを忘れても、友人からのメールに返事をするのを怠ったとしても、缶ビール二本は消費される。それにより貸しが返されることで、最終的にバランスシートはプラスマイナスゼロになり、あなたはゆっくり床につくことができるだろう（もちろんパチンコで遊ぶこと、気になっていた番組を見ることが、日中から何度も頭を掠め、それを想像上で実現することで喜びを得るほどに重要であったら、それらについても、対照表に大書され、その遂行に特別注意が払われることになるだろう）。

同じことは「借り」についても言える。たとえば友人のメールに返信することが苦痛で、かつ必ず行わなくてはならないことであるとしたら、その労働を行うことについてはもうあきらめて、ビールに手を伸ばす前に済ますかもしれないし、のどの渇きを癒してからの一仕事として取っておくかもしれない。この場合はその「借り」を返すことで、とりあえずは心のバランスを元に戻すことができるのだ。これについてもバランスシートは正確である。もしこの苦痛な仕事を忘れていたとしても、「何か一仕事が残っていたはずだ……」という感覚がその「借り」記載をあなたに教えてくれる。それを行うことなく一日を終えることにどこか後ろめたさを覚えるのは、いわばこの対照表からのアラームなのである（ただしこちらのほうを一時的に「忘れる」癖のある人もいて、その人は生きていくうえでかなりの苦労を強いられているのである）。

報酬系の性質

最後に日常生活で活躍する私たちの報酬系の性質について、いくつか述べる。

① 過去の体験の反復と新奇さの微妙なバランス

私たちは、繰り返し体験することにより自分の脳になじんできて、しかしまだ新鮮さが残っているようなものに一番快感を味わう傾向にある。これについてさっそく例をあげよう。

私たちはよほど音楽的な才能に恵まれていない限りは、初めて聞く楽曲に心を動かされることは少ない。たいてい何度か聞いて、サビの部分のメロディーを覚え始めるあたりから、その曲が気になるようになる。楽曲はおそらく二〇～三〇回くらい聞いたころが旬になる。一番感動する時期だ。涙を流すこともある。このころは、曲が半ば頭に再生可能で、しかし細かい部分はまだ不確定な状態だ。つまり十分に慣れてはいずに、その曲の新奇さが残っている状態である。そしてそのうち聞き飽き始める。かなり飽きてきたら、半年くらい「寝かせておく」と、再び聞いたときにまた感動がよみがえってくる。しかし再び聞いても、飽きるのも早くなってくる。ということで私は、好きな曲はなるべく聞かないようにするのが得策だと考えている。

ちなみに数年前に北山修氏のラジオ番組に呼んでいただいた時に、私は次のような話をした。

> 曲を好きになることと、恋愛とは似ている。少しずつ親しみが増し、でも慣れ切っていないような相手が一番「好きな」相手なのだ。曲の場合はその状態でとめておくことができる。しばらく聞かないでおいて、たとえば一年に一度だけ聞く、というふうにして堪能すると、曲はいつまでも「新鮮な」ままである。ところが恋愛の場合はそうもいかない。飽きないように何年も「寝かせておく」わけにはいかない。相手もこちらもどんどん「古く」なってしまうからだ……。

とにかく慣れと新奇さのバランス、である。言い方を変えれば、まったく自分に血肉化して、新鮮さのないものは、私たちを惹き付けることはない。完全に知ってしまえばおしまい、ということだ。これは人に当てはまるだろうか？　性的な意味ではそうかもしれない。しかし人間として、という意味であれば異なる。人は毎日姿を変え、新鮮でいられることができるからである。

ちなみに聞き飽きた曲をそれでも楽しむ方法。ヘッドホンで大音量で聞くことである。あるいはほかの歌手によるカバー曲として聞く。それにより新たな刺激を付加することができるからだ。

②ネットワーク間の連結が報酬系を刺激する

私たちは、「わかった！」という体験をたいがいは心地よく感じる。よほど不幸なことが「わかった」という状況ではない限りである。そして「わかる」という体験とは、ある思考や感覚記憶と、もう一つ、あるいはそれ以上の思考や感覚記憶が繋がった状態なのだ。映画や推理小説でも、話が展開していくうちに、前に出てきた伏線となるシーンが思い出され、「ああ、あそこがこう繋がっているんだ」と感じることがある。たいがいはこれが快感を生む。このことは、「わかりそうでわからない」という体験に対して私たちが持つ不快感や不全感が間接的に示していることだ。私たちはみな「わかりたい病」にかかっていると言えるが、実は「わかる」ということは生命の維持にとって大切なことでもある。

では思考や記憶どうしが「繋がる」体験とは、脳科学的にはどういうことか？　それはわかりやすく言えば、脳波の活動が「同期化」することである。心理学の実験で、二つの異なる棒A、Bをスクリーン上で動かすと、視覚野でA、Bに相当する別々の部分が興奮するということが確かめられる。そしてそれらの相は、バラバラ、つまりサインカーブの山や谷が一致しないはずだ。何しろ別々の体験だからである。ところが二つの棒は実は連動していて、その細い連結部分Cが覆いで隠されていたために、それらが別々のものとして認識されていたとしよう。そこでその覆いを取り去ると、被検者は、A、Bは一つの全体の別々の部分であるとみなすようになる。するとA、Bに相当する視覚野の二つの部分は相変わらず興奮し、その細い連動部分Cに相当する部分も興奮を見せるのだが、以前と違うところはA、Bに相当する部分は同期化している。つまりサインカーブの相が一致しているのである。相が一致している体験は、一つの繋がった体験なのだ。

生物の脳はおそらくこのとき大部分は快感を覚える。それは彼らの自己保存本能に合致するからだ。全体をわかること、一部の動きから全体を知ること、それは敵から身を守るために必要なことだ。サヴァンナの草むらで、ライオンが身体の大部分を隠している。頭と尾の一部だけが別々に見えているとしよう。それを見ただけでライオンの全体を把握する能力のあるシマウマは生存の可能性が高くなるだろう。だからその種の能力は、快感原則的に保証されている必要がある。人間が物事を「わかる」能力も同様だ。では一番大きな「つながり」を脳が実現したらどうだろうか？　AもBもCもDもEもFも……みながひとつであるという体験。それは一種の悟りの境地に近く、宇宙と一体となった状態といっていい。それは狂気ときびすを接していて、同時に……カイカンでもある。それが特殊な薬物で得られるとしたら、ちょっと手放せなくなるだろう。実際薬物によるエクスタシーがある種の忘我の境地や悟りに近い心境に導くのは、偽りの手順で生じた脳波の同期化に関係していると考えられるのだ。

③ 快楽と苦痛は表裏一体でありうる

痛みや苦痛刺激が快楽に変換されることもあるから、ややこしい。性的マゾヒズムもそうであるし、精神的なマゾヒズムもそれに当てはまる（マゾヒズムを、性的 sexual、精神的 moral に分けたのはフロイトだったが、これはわかりやすい分類だ）。

私にはまったくわからない世界だが、鞭にうたれて気持ちがよくなってしまう人がいる。その場合痛み刺激は「感覚入力」としての意味しか持たず、あるいは多少の痛みとして感じても、それと同時に快感中枢も刺激することで気持ち良さが生まれる。また誰に鞭打たれているか、という認知が関与しているということは、前頭葉からのインプットが大きな役割を果たしている。鞭を振ってくれるのが、若いお姉さんだからいいのであり、ふと見たら、髭面のお腹の出たおじさんが自分に鞭打っているとしたら、気持ちイイどころか激怒するだろう。このように快感は精神的な影響がそのまま即物的な快楽につながる。その場合の快感は原則として性的な性質を帯びる。

精神的なマゾヒズムの場合、さらに複雑な性質を持つ。精神的な意味での苦労（鞭打ちのような即物的な痛み刺激ではなく）が快につながるからだ。ただしこれも性的なマゾヒズムと同じ現象が起きていることになる。それは、痛み刺激が快感中枢にも同時に信号を送るという現象が起きるということだ。

④自分が持っているものは、もはや快楽の源泉ではない

さきほど述べたことと事実上同じであるが、ここで改めて強調したい。なぜならこの性質は人間の持つ性（さが）と関連しているために、心を扱う仕事にとっては重要だからだ。それは自分たちが持っていることに決して感謝することができず、持っていないことの不幸ばかり文句を言うということである。私たちはA、B、Cを持っていても、それを持つことに感謝するのではなく、D、E、Fを持っていないことを悔やみ、自分が不幸であると考える根拠とする。それはA、B、Cを持つことの快感はもうすでに体験し終えているからだ。私たちが自分が持っているものを改めて感謝する能力があれば、どれだけ幸せになれることだろう。

私の忘れられない書に、故・多田富雄先生の『寡黙なる巨人』（集英社、二〇一〇）がある。世界的な免疫学者として活躍していたある日、突然脳梗塞に襲われて嚥下中枢を侵された彼は、「ものを飲み込むことができる」人がとてつもなく幸運であると感じられる境遇になってしまった。さっそうと世界を飛び回っていた彼は、六八歳のその日から、ひとりで歩くことができないだけでなく、一匙の水にも「溺れて」しまうようになったのだ。それも人生なのである。人の幸せはまったく相対的なものであることがわかる。人は失った瞬間から、それを持っている人を羨み、持っていた時の自分に戻ることを熱望する。

この④を少し変化させたものとして、「人から与え続けられる恩恵は時とともに快楽的要素のほとんどを失う」というものも付け加えたい。これが典型的な形で見られるのは、やはりなんといっても親子の関係だろう。親は成人した子に、自立するまでは生活費を援助するのが普通だ。子はそれを当然のものとし、特に恩に感じること

もない。あるいは少なくともそのように見うけられることがしばしばである。恩を与えている側がそれを自分の当然なすべきことと割り切っているうちはいいが、不幸なのは、時に「どうして感謝されるべきことをしていて、当たり前と思われるのだろう？　電話一つよこさないとはケシカラン！」となる場合だ。しかし④が人間の報酬系に備わった性質である限り、これは致し方ないことなのだ。子どもをけしからんと怒っている親だって、実は自分の親に対して多かれ少なかれ似たような忘恩行為をしているものである（実は私のことだ）。

もちろんこの性質は親子関係に限らない。配偶者の一方が他方に与える恩恵も、国家が国民に与える恩恵も同じである。ただ親子関係が一番例としてわかりやすいのだ。

この④の恐ろしい点は、恩恵を与える側は、感謝されないだけでなく、その恩恵を与えることを中止した際には明白な怒りや恨みを向けられるということである。

このような現象が起きる原因はすでに述べたとおりだ。自分がすでに得たものは快楽ではない。快楽とは、自分の持っているものの時間微分値がプラスの場合である。得たときにしか心地よくない。

さて恩恵を与えていた側が恨みを買うといった不幸が生じないためには、人に恩恵らしきものを施しても、感謝を一切期待しないという覚悟をするしかない。あるいはその恩恵を与える行為を一切止めてしまうことだ。当たり前といわれればそれまでだが。

大体他人に恩恵を施し続けている側は、たいていい一度はそれを止めてしまいたいと考えるものだ。しかしそれはなかなかできないことである。それはそうすることへの後ろめたさ、あるいは恩恵を受ける側から恨まれることへの恐れからである。それほど恩恵を被る側の「当たり前感」は大きいのだ。ただしそれを思い切って行ったとしても、それは本人が思ったほどには、極悪非道のことには思えない。そう、恩恵を施していた側が勝手にうらまれることを恐れているに過ぎないこともあるのである。

ただし親子の関係には、もう一つ深層があると思う。それは出生をめぐる親の後ろめたさ、あるいは負債の感覚だ。生まれたばかりの子どもを胸に抱いた親は、その子が独り立ちするまで面倒を見ることは当然だと思うだろう。それは一方的に（まさにそうである）断りもなく（これもその通り）この世に送り出した親としては当然のことと思う。

親は身勝手な行為（セックスないしは不妊治療）の結果として子を世に送る。その時点で子どもにまったく罪はない。すると子に降りかかるすべての不幸は、親の責任ということになる。これは考え出すと実に恐ろしいことだ。そうやって人類は生命を受け継いできたのだ。実は自分自身も親の勝手な行為の結果だ、ということを忘れても、この感覚を持ち続ける親は多いように思う。特に日本の親についてそれはいえるのだ。

⑤ 快楽的でない愛他性はない

愛他性は、私たちが持つ貴重な性質だ。ある意味では人としての価値は、どれだけ愛他性を発揮できるかということにかかっていると言っていいだろう。なぜなら愛他的な人はそれだけ他者の幸せに貢献でき、価値を与えることができるのだから。これほどわかりやすい「人としての価値」の見極め方はないだろう。

愛他性について多くの人は、自らを犠牲にして他者に貢献すること、と捉えている。しかしこれは誤解である。愛他性とは、他人の快、不快が、自分の快、不快と同期化するような性質だ。脳科学的には、報酬系が愛他性を発揮すべき相手と同期化しているということだ。もし相手の快が、自分にとって苦痛な体験の上に成り立つとしたら、それは一見自己犠牲的な行動に見えるが、実はそれにより相手の得る快（したがって自分も体験する快）が不快に勝るのであれば構わないという判断を下しているにすぎない。

他人の快、不快が、自分の快、不快と同期化すると言ったが、ここを間違ってはいけない。他人の快、不快と自分の不快、快の同期化、ではない。これでは逆である。これだと羨望が強い、あるいは極端な自己愛をもった人間ということになってしまう。でもこういう人も結構いるものである。

他人の快、不快が自分のそれと同期化するというのは、ある意味では幸せな性格である。楽しみつつ人を幸せにできるのだから。ただし愛他的な人はそれだけ不幸を体験しやすいともいえる。他人の不幸もまた、わがことのように感じられてしまうからである。

私たちは普通は愛他性を病理としては捉えない。愛他性は自我心理学的には「最も成熟したレベルの防衛機制」ということになる。ある種の適応的な性質として考えているのであるから、愛他的な行為が無意味にその人自身を傷つけたり滅ぼしたりしては元も子もない。愛他的な人が愛他的な行為を続けるためには、その人が元気で生きていなくてはならないのである。となると結局その人が「愛他的な行為を楽しむ」という形でしか愛他性は発揮できないことになる。

それにもしある種の愛他的な行為がその人の身体の損傷とか痛みをともなうとしたら、それさえも快楽的に感じられないことになり、それを行うモティベーションは継続できないだろう。するとこれは病的なマゾヒズムということになってしまう。

ちなみに私たちはリストカット等の例で、自傷行為が快楽的な要素を持ちうることを知っているが、通常はそのような行為に「それにより他者を救う、癒す」という視点は入ってこない。もうその行為に浸ってしまい、他人どころではなくなってしまうのだ。そこが愛他性と異なるところである。

さて、私は愛他性は快楽的だ、という言い方をしているが、子どもを持つ親ならば、これはより身近に経験されるだろう。愛他性の発揮はきょうだいの間でもいくらでも起きるだろうし、恋愛対象に対してもそうだ。もちろん愛他感情だけがそれらの関係を支配するわけではない、ということは言うまでもない。しかし愛他感情はいろいろな関係性の中に時々、チラチラと現れて、そこに癒しをもたらしてくれる。ある人はこんな体験を話した。

「ぶらぶら買い物をしていて、どこかの店に立ち寄り、何かの商品を目にしたとき、嬉しくなりました。その瞬間、それを買って帰り、夫にプレゼントして喜ぶ顔を想像しているからです。」

これを読んで、「なーんだ、自分も楽しんでるじゃない。どこが愛他性なの？」という人は愛他性を誤解している、ということは最初に述べた。プレゼントを実際買うかは別として、互いにある程度はこのような体験をしていることが、その関係に癒しと潤いをもたらしている。贈り物をすることを好む人は、儀礼を重んじることの他にもシンプルな愛他性の表現を行っていることが多い。受け取るという行為にも愛他性が含まれることだってあるだろう。徒然草に兼好法師が述べているではないか。「よき友、三つあり。一つには、物くるる友。二つには……」

⑥ 反復は基本的には快楽である

この⑥は性質①「過去の体験の反復と新奇さの微妙なバランス」の一部を取り出して強調したものだ。ただし同様の議論は第十五章にも登場している。

繰り返されてきた刺激は多くの場合、それだけでも快感の源泉になる。特に今現在も繰り返されている、という点がポイントである。住み慣れた家の使い慣れたベッドと枕の感触。それがことさら不快感を生む原因が生じたというのでなければ、あるいは新しい刺激に興味をそそられない限りは、基本的には快感につながる。ただし決まったパターンを何らかの形で変更しなくてはならないような外的な必要が生じ、不本意ながら用いた代替物に慣れてしまうと、「どうしてあんなものを毎日続けていたのだろう？」と感じるということがある。こうして贔屓にする持ち物、道具、習慣などは徐々にシフトしていくものだ。

私の例を述べてみよう。私はかつて、ワープロで文章を作成する際のフォントといえば、ＨＧ丸ゴシックＭ‐ＰＲＯを常に用いていた。論文を書くにも、スライドを作るにも、それを使う。それが快感だった。でもある時別の人の用いるフォーマットに文章を合わせる必要が生じ、仕方なくＨＧ正楷書体‐ＰＲＯを使っていたら、今度はこれにはまってしまっている。ゴシックＭ‐ＰＲＯを使っていたときの快感は、まさにそれをこれまで使っていた、というそのことのみから得られていた、といえるのだろう。

②でも述べたとおり、同じことを続けたいというこのプレッシャーは、外的な理由や、新奇なもの、というもう一つの種類の快感によりピリオドが打たれ、移り変わっていくものである。そしてもちろん慣れによる不快感、すなわち「飽き」という現象もかかわってくる。どうして反復による快が、そのうち逓減したり、不快に移行したりするのかについては、よくわからない。反復することの危険性を知らせるための安全装置だろうか？　確かに同じものばかり食べていると健康を害しやすいということもあるだろう。この二つの要素があるからこそ、人は同じことを一生繰り返さないで済む。

あのイチローが例の黒いバットを使わなくなるとしたら、よほどのことだろうが、ありえないわけではない。極度の打撃不振に陥り、偶然握った白バットでヒットが生まれると、きっとヒットが続く限りは使ってみよう、ということになるだろう。そうするともう黒バットには見向きもしなくなることもあるかもしれない。反復の快楽。これがあるから人はこうも変わらないのだ。

⑦最も理想的な快楽としての「創作」

私の患者さんに、非常に手先の器用な男性Aさんがいた。某有名時計会社で長年修理技師をしていたAさんは、引退したのちも年金暮らしをしながら仕事をもらい、持ち込まれた時計のうち、在職中の技師が直すことのできない難物を無給で自宅で修理し、若い技術者を驚かせながら時間を過ごした。しかし不幸なことに時計のデジタル化とともに仕事がなくなり、彼の楽しい日々は去り、その後は空虚な日々が続いて、うつ病を発症してしまった。

Aさんの不幸なところは、時計を直すという、彼にとっては非常に楽しい作業が、その注文がなくなるという外的な条件に翻弄され、目の前から消えてしまったことである。もしその作業が誰に左右されることもないものであり、それに熱中できるのであれば、さらにはそれにより生計を立てることができるなら、これほど幸せなことはないであろう。その意味で創作にかかわることができることは、人間が人生を持続的に燃焼させ、最も快楽的に送ることのできる最も良質な方法の一つといえる。

もちろん創作にかかわり続けたまま人生を終えることはできない場合が多い。創作したものはたいがいは売り物にならない。また創作を続けるためには材料に金がかかるかもしれない（指輪職人、銀粘土細工職人などという例を考えればいいだろうか？）。創作したものを置く場所がないということもある（捨てられた割りばしを飲食店からもらってきて束ねて固め、それを削って創作をするおじさんをテレビで見たことがある。「作品」はもちろん飛ぶように売れる、ということはなく、もらって行ってくれる人の数も限られているだろう。「作品」に埋もれていく御主人の部屋を眺めていた奥さんの複雑な表情が忘れられない）。

さらには創作するためには体が動かなくてはならない（石像作りを創作する人は、材料費はあまりかからないだろうが、ハンマーを振れなくなったおしまいだろう）。ユーミンのように出せばヒットするようなCDを気長に作り続けるような人生は、だから最高といえるのだ。

実はひそかな私の趣味は「本づくり」だが、これにはすごい追い風が吹いている。書いたものが原稿用紙の束として置き場所を求める時代は過ぎた。電子化すればよい。鉛筆やペンを握る力がなくなっても、キーが打てれば大丈夫だ。そうして書いた駄作を出版してくれるような出版社を探す努力も、これからはあまり要らないかもしれない。ただの自費出版である「E出版」がある。実に恐ろしいことだ。半身不随になっても、寝たきりになっても、パソコン（スマートフォン？）さえあればこの趣味を続けることができる。

ところでネット内を散歩していたら、この上なく幸せな人を見つけた。ブラジル出身で米国在住のダルトン・ゲッティ（Dalton Ghetti）さんの創作の材料は何とちびた鉛筆。カッターナイフや縫い針が使う道具。作品が場所をとることは決してない。それは鉛筆の芯の大きさにすぎないからだ。そしてその作品の素晴らしいこと（図

16-4）。本業は大工であるという彼はこの作業を、一説では裸眼で行うというのだ。彼はこの世で一番幸せな人の一人ではないかと私は思う。題材は無限。材料はほぼタダ。使う体力はごく少ない。しかも作品が占めるスペースもごくわずか。あとは気力と忍耐力、そして創造性だけで人生を楽しむことができる。これほど幸せな人はいるだろうか。

⑧行動の完結そのものに快感がある

もし私が食事を開始したら、途中でよほど満腹になったり、何かの理由で急に食欲を失ったりしない限りはそれを終わらすことに専念するだろう。また映画館に入り、始めた映画鑑賞を、残り五分を残して中断して出てきてしまう人も珍しい。何らかの文脈で自分の名前を書き始めて、途中でやめるということなどあるだろうか？　皿に盛られた食品を全て食べないと必要なカロリーを摂取できないから、映画の最後のシーンに秘密を解く鍵が隠されているから、書きかけの署名は用をなさないから、という理由以上に、私たちはものを完結させたいという欲求から、それらを最後までやり通す。完結それ自体が

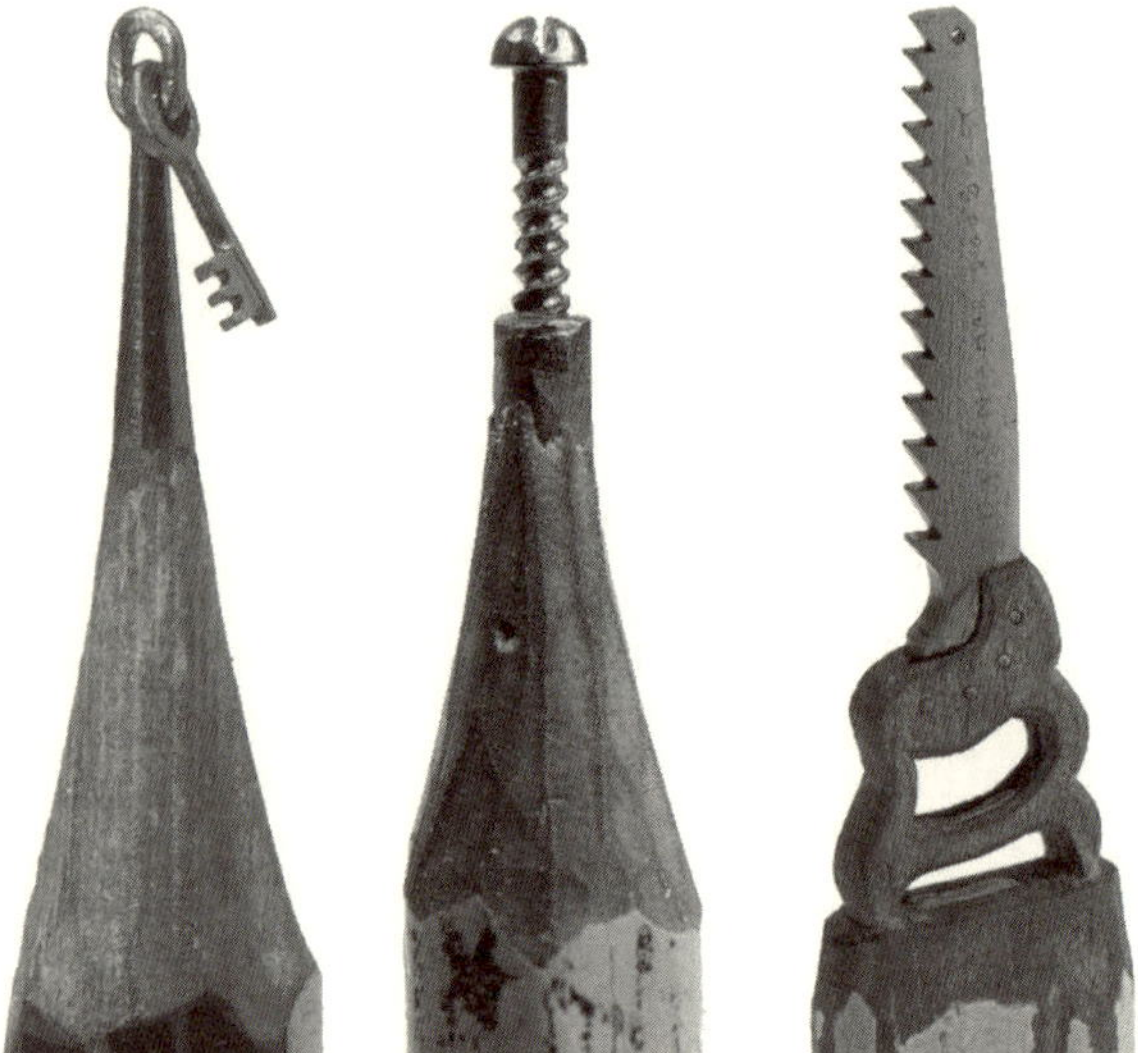

図16-4　http://xiuxiu.org/2010/08/22/dalton-ghettis-pencil-sculptures/ より

快楽的だからだ。だから私たちはあまり面白くない仕事でも、やり始めたら最後まで続けるのである。やり始めるまでは散々迷っても、いったん始めたとしたら、それを完結したいという欲求が突然増すとしか言いようがない。

ゲシュタルト心理学は、このような人間の性質に注目した学問であるといえよう。全体としてまとまったものがドイツ語でいうゲシュタルト（Gestalt）だが、それを志向するという人間の脳の性質に注目した心理学がこのゲシュタルト心理学である。

さてこれと深く関係しているのが、解離理論における「離散行動モデル」であると私は考える。人はどうして異なる自己状態を有する傾向にあるのか？　どうしてスイッチングを起こすのか。それは行動がひとつの完結を見ることで次に移るような間隙が生まれるからであろうと考える。

◉臨床心理士へのアドバイス

報酬系について知ることは、人の観察の仕方や、人への臨床的なかかわりに一定の指針を与えてくれるであろう。それは人は結局快楽的な体験に導かれる、というシニカルなまでに現実的な見方を迫る。しかしそれは人が自己中心的な生き方のみを求めるということを意味してはいない。愛他的な行為であっても、結局快感原則に従うという点は、前章で強調した通りである。人は愛他的な行為と快感原則に従った行為を、互いに正反対のものとして区別しようとするが、両者は十分に共存し、それが人の行動に厚みや奥行きを与える上に、人間存在を互恵的なものにする。

そこで……

アドバイスその１　報酬系の理解に基づく人間関係の基礎としての「win-win の原則」

Win-win（ウィンウィン）とは「相手も得をし、自分も得をする」という意味の英語表現だが、最近は日本でも時折聞くようになっている。私がこの原則について考えるようになったきっかけについて話したい。私事であるが、私は数年前から大学院の教師としても働いている。それまではもっぱら医師のみの立場で働いていたので、教師としてどのようにふるまうべきか最初はまったくわからなかった。教師の立場に慣れるのには時間が少しかかったが、そこでわかったことは、学生にも来談者にも同じような心構えで対面すればいい、ということだった。それは一言で言えば彼らは同様に「お客様（customers）」だということだ。これは誤解を招くいい方かもしれないが、つまりは彼らがあってこそ私がある、という関係を理解し、それを前提とすることだ。彼らが来なければ（治療に来る、教室に授業を受けに来る、という意味で）、あるいは彼らが満足しなければ、私も仕事のやりがいがない。仕事が苦痛になるだろう。ということは彼らと私が win-win になる状況を探すことが大前提になる。逆に言えば、それを考えてさえいれば、あまり仕事上で迷うことはないのである。もちろんこちらがそのつもりでも、うまく行かないことが時々あるのは当然であるが。

この win-win の原則は、しかし案外忘れられがちなのである。一番多いパターンは、相手がやっていることが当たり前である、と思い込むことであろう。来談者は来て当たり前。生徒は授業に出て来て当たり前、と思ってしまう。一方、相手側にとっては受診や受講をして直接 win するものが十分ではなく、ただ薬をもらうため、単位をとるため、という状況だと、治療者来談者関係、あるいは先生と生徒の関係は決して実りの多いものとはならない。しかしそのことに気づかずに不全感ばかりが体験されるというパターンが多いのだ。

この win-win の原則は意外に有用である。少なくとも人間関係でどうもしっくりこない時、実は自分の思っている win-win と相手のそれが食い違っている場合、ないしは自分の win が相手の win よりいつの間にか大きくなりすぎて、事実上 win-lose の関係になっている場合であることが多い。問題はそうなっているという状況が放置されるときに生じる。だからその場合はそうなっている理由を一つ一つ検討すればいいことになる。

この方針は、いたずらに自分を責めることにならないという点が長所と言える。つまり人間関係がうまく行かないとしても、「私が悪い」からではなく、win-win 状況の把握が間違っている、計算違いをしている、ということになる。これは過剰に自責の念に駆られなくてもいい、ということでもあるが、同時に人間関係において独りよがりも許されないということになる。

さて、このような原則はことごとく来談者の人生にも当てはまる。来談者の話を聞いていると、その人生上のさまざまな問題、特に対人関係について問題を抱えている方が多い。そこで来談者の対人関係を考える上で、どこかに win-win の原則に従っていない部分があるのではないかという観点から来談者と一緒に検討を進めていく。非常に多くの場合、来談者は自分が win しすぎである一方、相手が win しているものがあるのかについて、その検討すらしていない。あるいは相手に win させすぎて自分自身がちっともその関係から得るものがなかったりする。

Win-win 状況を作るということは、実はある程度の対人観察能力を必要としている。自分とのかかわりで、相手は何を求め、何を得ているのか。満足をしているのか、それとも不満に思っているのか。来談者がこれを探ることを援助するのは、心理士のもっとも重要な仕事の一つとなる。

アドバイスその２　「自らにとって快感なものを人は信じる」という原則に立つ

人はこれこそ自分が信じるもの、というものを持つことが多い。福原愛さんにとっては、それは卓球だろう。五嶋みどりさんにとってはバイオリンに違いない。故・小此木啓吾先生にとってはフロイト流の精神分析だったはずだ。また中には「自分から酒を取ったら何も残らない」という人もいるかもしれない。

心理療法を行う上で大切なのは、人はそれぞれ自分の好みや癖や習慣を有するだけでなく、ある種の belief に支配されているという認識である。Belief を日本語にすると、つい「信条」とか、「信仰」、という堅苦しい表現になるが、要するに自分にとって「これだ！」と思ったり感じたりできることである。そしてその belief に沿う形で広がっていく思考、行動のパターン全体が belief system というわけだ。それは自らの報酬系にフィットした一定の考え方、感じ方の複合体であり、それが報酬系を刺激する限りは、人はそこから容易に動こうとはしない。

そのような人が「どうしてそのような belief に固執するのですか？」と尋ねられた場合には、何らかの理屈を口にするかもしれない。しかしもちろんそれは理屈ではなくて口実に過ぎない。アルコール依存の人の例で言うなら、その人はアルコールを使用している自分を肯定できるような belief system を持っていることになる。その人に「どうしてそんな belief system を持っているのですか」、と聞いても意味のある回答は得られないであろうし、仮にどんなに理不尽な回答が得られたとしても、それを論駁することで彼が酒を断つことにはならないだろう。報酬系とはそういうものなのだ。気持ちいいものが正しいもの、「これしかない」ものになってしまう、それほどに私たちは報酬系に支配される運命にあるのである。

しかし私はここで「心理療法家は来談者がそれぞれ持っている belief を変えることはできないから何をしても無駄である」と言おうとしているわけではない。「心理療法家は来談者の belief を受け入れるということからしか治療は始まらない」ということを主張しているのだ。すると次のような反論が来るだろう。「来談者の belief system は病理を含んでいるはずであり、それをそのまま受容することは治療に反するのではないか？」この点については、私はコフート的な回答を用意している。来談者は治療者に、その belief を受け止めてもらうことで理解されていると感じた地点から、その belief について同時に感じる問題点についても治療者と話すことができるのである。

たとえば過食嘔吐がある人の気持ちを私はおそらく本当の意味では分からない。自分にその経験はないからである。でも私の目の前でそれを訴える人の話を聞きながら、そして過食嘔吐に苦しんでいる人と話した経験を手がかりとしながら、それを受け入れようと努めるだろう。受け入れるのは過食嘔吐という問題だけではなく、それをその文脈の中に含むような来談者の belief system である。そしてそれが基本的には快感原則に従うために、それを容易にやめることができないという事実である。「それからどうするのか?」と人は問うかもしれないが、来談者にとってはその belief system を理解されるという体験自体にすでに意味があったりするのだ。

アドバイスその3　「洞察」は快感原則に従った際に有益となると知るべし

本章の②でも述べたとおり、脳の中で生じるネットワーク同士の連結という現象は基本的に私たちの報酬系を刺激する心地よい体験だが、実はそれは伝統的な精神分析が目指してきたものに通じる。いわゆる「洞察」の獲得である。

そこで、洞察を得るとはどういうことかについて改めて考える。非常にシンプルに考えた場合には、それは二つないしはそれ以上の異なる体験が同一だということを理解し、認識することである。洞察における「あぁ、〜とは〜だったのだ」という気づきは、まさにそのような現象なのだ。

ここでフロイトの「科学的心理学草稿」(懸田克躬、小此木啓吾訳『フロイト著作集7 ヒステリー研究他』人文書院、一九七〇)に出てくる「同一視(identification)」という概念に注目したい。フロイトが脳科学に魅せられていた時代に書いた論文に多く出てくるのが、この同一視という概念である。実はこれがフロイトの洞察の基礎となった概念であると私は理解している。彼の言う同一視とは、現在の体験が、過去のある体験と一致している、という体験だ。「これはどこかで見たことがある」ということもあるだろうし、「この味覚は、過去のあの時の感覚と同じなのだ」という形をとることもあるだろう。これがまさにネットワーク同士の連結という現象である。そしてこの同一視という現象を知的に「この二つはつながっていたのか」と理解するのが洞察であるといえよう。

おそらく同一視のもっとも原初的なものは、「この人は昨日の人と同じだ」というものである。その原型は母親像だ。この原型がしっかりして安定しているほど、同一視もスムーズに起きやすい。そしてそれがしっかりとした基礎とともに成立するためには、母親自身がいつも同じで情緒的に安定していなくてはならない。いつも同じような笑顔、同じようなしぐさ。同じような声のトーンや語り口調。そのような母親とのかかわりにより築かれる脳内のネットワークが、それ以外の母親的な特徴を備えた人と出会ったときにも、部分的に共鳴することがある。するとその人に慣れ、甘え、その前で自分を出せるようになり、安定した愛着関係が再現される。その人と出会うと、脳の多くの部分が一斉につながって共鳴しだし、心地よくリラックスした気分になれる。この体験を持つことに成功すると、それから先に出会う人たちの中にも、同様に母親像を見出せるようになっていくだろう。

子どもがごく早期に母親との間で達成する最も高度な同一視は、母親の心に起きていることと、自分の心に起きていることは同じだという同一視である。これは共感ということとも関連し、ミラーニューロンのテーマと同じ話だとご理解いただきたい。精神療法とはいわば、これらの同一視がさまざまな形で生じていることを理解し意識化する作業でもある。そして同一視の最も重要な局面は、ミラーニューロン機能を先取りして、「自分の中に起きていることは、きっと他人にも起きているにちがいない」と思えることである。見えない相手に対する配慮、ということができるだろうか。

この同一化が治療関係で生じたらどうだろう。たとえば来談者は治療者に愛着を感じ始める。その前でリラックスして少し退行し、自分の気持ちをより自然に話せるようになる。少し甘えたい気持ちにもなるかもしれない。これは最早期の同一視、すなわち母親へのそれが治療者に対して部分的に向けられることと考えられ、いわゆる母親転移が生じているということになるだろう。それを自分自身の気づきや治療者の転移解釈などを通じて、来談者が認識することが洞察となるわけだ。そして「ああ、だから私は治療者としばらく会えないとこんなにさびしく感じるのか？」という理解にいたる。場合によっては、それは自分の母親から十分に味わえなかった優しさを治療者に求めているという意味を持つであろう。そして来談者はその洞察を得ることで自分に起きていることへの理解を深め、納得するだろう。こうして洞察は心地よさを与え、かつ自己理解も深まることになる。

ただし洞察は必ずしも心地よい状況で起きるわけではない。それが問題だ。そもそも精神療法で自分自身についての洞察を得ることは、時には厳しい現実との直面や、抑圧していた外傷の想起を伴っていることを私たちは知っている。これは「ネットワークがつながることは快感である」という私の主張と一見矛盾するようである。しかし、これは洞察するという現象の両面性を表しているものと考えるべきであろう。あることを理解することは、それ自身に快楽的な部分がある。ただしそれが認めることに苦しさを覚えるような事実に関するものであったならば、それは苦痛な体験ともなるのだ。

母親の同一視の例を再び考えてみよう。ある女性の来談者が、療法家といてある種の心地よさを感じ始めていたとする。しかし治療者に指摘されて自分が治療者の中に母親を求めているということを知って愕然とし、不快を覚える可能性もある。彼女が実の母親との間で深刻な葛藤を抱えていた場合などだ。「私があの憎らしい母親の代わりを実は追い求めていたなんて、絶対に受け入れられない！」と。こうしてその治療者の指摘は一瞬は受け入れられたものの即座に排除されることになるだろう。この場合の洞察は苦痛を伴ったものとなるのである。

苦痛を伴う洞察としてもう一つ別の例を挙げてみよう。来談者が、自分がどうしてある友人から敬遠されているかがわからずに苦労をしているとする。治療を進めていくうちに、その来談者が友人に対して不用意に発した言葉がその友人を傷つけたらしい、という理解を得たとしよう。治療者と検討してみると、どうもそう考えた場合にことごとく辻褄が合うことに気づく。その来談者は、これまで不明であった問題についてはようやく腑に落ちたことになり、それ自身には心地よさを感じるかもしれない。しかしそれは同時に、その友人に対する自責感を体験することでもあるのだ。

洞察的な治療がつらさを伴う場合のもう一つの理由は、洞察という概念を狭く取り、来談者の問題点についての洞察ということに限定しすぎることに起因していると私は考える。それが前提になると、来談者の連想が、夢の内容が、失錯行為がことごとく来談者が気がついていない問題点を反映しているという方向に向かいかねない。洞察イコール「ダメ出し」ということが起きてしまうのだ。これではつらいだろう。むしろ洞察はあらゆることに向かうべきである。自分と他者との間に起きていること。治療者との間に起きていること。世間をにぎわしているさまざまな出来事。それらの間につながりを見つけていく作業を手助けするのが心理療法家本来の仕事だと考えるべきだろう。

最後に重要なアドバイスを残しておきたい。治療者は、来談者が同一視することができるように、一定の、変らない自分を常に持っていることが望ましい。しかしそれはいつも能面のようであれ、ということではもちろんない。むしろ自分らしさを発揮していい、ということでもある。ただし予想不可能な行動や言動は、少なくとも治療場面では慎まなくてはならない。その上で初めて柔軟さが意味を持つのである。

あとがき

本書は私が実質的にブログの力を借りながら書き上げた書物としては最初のものである。描き下ろしを書くという作業は孤独なものである。できることなら発表論文をまとめたいがそうもいかない。ということで私のブログに連載するという形で少しずつ進めたのがこの本の準備であった。その過程で多くの読者やバイジーさんたちに教えてもらったのも事実である。

本書の校閲に関しては、心理士の加藤直子さんにいつものとおり大変お世話になった。また岩崎学術出版社の長谷川純氏にはいつにもまして励ましや丁寧な校閲をいただいた。ここでおふたりにお礼を申し上げたい。

最後に私事ながら私の母親が先日八十八歳で旅立った。本書は母親が目にすることのない初めての私の本となる。本書を母の霊前にささげたい。

平成二五年五月

岡野憲一郎

MPTP　*91*
MRI　*34, 46, 50, 89*
OF　*101, 102*
PTSD　*15, 16, 17*
REM　*65*
REM 睡眠　*64*
STN　*91, 93*
VTA　*138*
win-win　*188, 189*

や

野球　81
薬物　144
安永浩　160

ゆ

夢　63〜70, 72
ユング　63, 65

よ

幼児期　17
養老孟司　44, 45
抑圧　26, 62, 69, 100, 193
抑制　126
「——の低下、混線説」　125

ら

ライオン　177
落胆　169
ラポール　106
ラマチャンドラン　123, 124
ランダム性　30, 65, 66, 68

り

陸上競技　55
利己的　3
離散行動モデル　187
離人体験　169
リストカット　35, 148, 182
リセットボタン　109
リゾラッティ　4
利他行為　3, 4
離断脳　73
リハビリ　58
リベット，ベンジャミン　20〜32, 52, 54
臨床心理学　7
倫理的　102

る

類人猿　36, 118
ルーチン　157, 159, 161, 163, 164

れ

冷血さ　44
霊長類　3
レヴィン，フレッド　132, 133
恋愛　176

ろ

ロボット　53, 88
ロンブローゾ，チェーザレ　36

わ

ワルター，ブルーノ　84
ワーキングメモリー　57

アルファベット

AAI　115
ANS　103, 104, 108
ASPD　38, 39
belief system　190, 191
BPD　16
CBT　92
CT　34, 89
DBS　88〜97
DID　75 → 解離性同一性障害
DLPFC　148
DSM　38
DTI　49, 50
EQ　148
E 出版　185
FDA　91
fMRI　73, 145
ICD-10　39
IPS 細胞　3
LSD　43

不安　144, 147
不安障害　17
ファントム空間　160
ファントムリム　122
不快　143, 144, 152, 153, 155, 157～165, 168～194
不快原則　153～156, 158, 160, 174
賦活化・生成仮説　64, 65
副交感神経　104
福島章　33, 34, 36, 40
腹側被蓋野　138→ VTA
副側迷走神経　109
腹内側前頭前野　16
不全感　177
プチ・サイコパス　42
プチサヴァン　127, 128
不適応的　147
フライング　55
ブラックウッド　37, 40
フラッシュバック　70
プルキンエ細胞　130
ブレイビク　46
フロイト　8, 12, 25～27, 30, 31, 61～66, 69, 84, 99, 100, 102, 105, 151, 155, 168, 178, 189, 191
ブローカ野　121
ブロードマン 25 野　97
分子層　130
分断脳　56, 57

へ

ヘア，ロバート　40, 41
ペースメーカー　93
ヘロイン　145
扁桃核　16, 17, 59, 108, 110～113
扁桃体　109, 146

ほ

保育器　107
忘我の境地　178
報酬　90, 173
報酬系　137～194
母原病　14
母子関係　103
母性的　8
ボトムアップ　28
哺乳類　110, 130
ホブソン，アラン　64, 65, 69
ホランダー，エリック　16, 17
ホルモン　18
本態性振戦　93
本能　53, 141, 156, 157

ま

前野隆司　27, 28, 53
マカクサル　4
マクリーン，ポール　109, 110, 113
マジック　71
マゾヒズム　178, 179, 182

み

ミツバチ　157
ミラーニューロン　3～8, 12, 13, 192

む

無意識　25, 26, 29, 31, 54, 55, 57, 58, 61, 62, 66, 68, 69, 72, 98～106, 113, 132, 137, 156, 159
「空しい報酬」　148, 149
村上春樹　58, 59

め

迷走神経　109
メタボリック症候群　162
メロディー　59, 176

も

盲　122
網様体賦活系　89
モーツァルト　25, 27, 58

認知行動療法　92, 117 → CBT

ね

ネズミ　53
ネットワーク　28, 49, 51, 58, 62, 63, 73, 74, 177, 191

の

脳　19, 24, 26, 28, 30, 33, 36, 37, 40, 42, 44, 45, 47〜52, 54, 57, 66, 68, 73, 74, 80, 89, 94, 107
　旧哺乳類——　109, 110
　爬虫類——　109, 110
脳科学　52, 57, 63, 87, 98, 103, 107〜117, 177
脳下垂体　10
脳幹　64, 93, 94, 107〜109
脳外科医　90
脳梗塞　126, 179
脳神経外科医　46
脳深部刺激　88〜97 → DBS
脳卒中　124
能動性　53〜55, 57, 58, 72
脳波　21, 34, 54, 177, 178
脳梁　99〜101, 125
ノーベル賞　169
ノルエピネフリン　64

は

パーキンソン病　88, 91〜94, 96
バースト信号　142, 152, 153, 170
パーセプトロン　131
ハードプロブレム　52
バーンズ，グレゴリー　89, 90, 94, 95
背外側前頭前野　57, 148 → DLPFC
ハイジャック　149
配線異常　79, 82, 83
背側迷走神経　109
バスケット細胞　130
ハタネズミ　10, 11, 18
　サンガク——　11, 18
　プレーリー——　11
八カ月不安　112
爬虫類　110, 154
パチンコ　147, 148, 174
発達障害　128
発達理論　100, 103
パニック　112
　——発作　146
母親　69, 192
　——転移　192
バランスシート　174, 175
パルス信号　92
バロン - コーエン，サイモン　19
犯罪　36, 37, 46
　——者性格　33
　——心理学　34
　——白書　35
　——歴　38
反射　53, 141, 158
反社会性パーソナリティ障害　33, 38 → ASPD
反社会的　35, 102
反復　175, 183

ひ

悲哀　168
ピアニスト　8
ピーク，キム　125, 126
非意識　26
ヒース，ロバート　94, 95
皮質
　「——の張り出し，代償説」　126
ピック病　124
人たらし　19
ヒメマス　141, 156
病苦　168

ふ

ファリアス　85, 86

創造的　58, 59, 109
想像力　140, 141, 163, 172
側坐核　140, 144, 145
側頭極　37
素数　121

た

退行　192
貸借対照表　174 → バランスシート
帯状回　109
代償説　124
大脳　129, 130
　――基底核　54, 58, 109, 110, 112
　――新皮質　113
　――半球　99, 114, 124, 125, 133
　――皮質　22, 50, 60, 108, 113～115, 122
　――辺縁系　82, 93, 110, 111
多重人格　72
多田富雄　179
達成感　158, 163
タメット，ダニエル　120, 121, 125
多様性　146
タンパク質　60

ち

中隔野　94, 95
中枢神経系　52, 53, 132, 141
中脳被蓋野　140, 144
聴覚野　60
超自我　102
超常現象　71
超能力　118
懲罰系　143
治療関係　8, 116
チンパンジー　3

て

てんかん　125
癲癇　56
電気ショック療法　92
天才　13, 25, 34, 119, 120, 122, 125, 165
電子化　185

と

同一化　117
同一視　191～193
同期化　178, 181
統合　132
統合失調症　39, 46, 125
洞察　191, 193, 194
同性愛　120, 121
闘争　109
頭頂野　132
頭頂葉　121
頭頂連合野　132
道徳的　102
逃避　109
トータルエンカウンターカプセル　43
トートロジー　161
ドーパミン　138, 143, 144, 152, 153, 170～172, 174
トーン信号　142, 152, 153, 170, 174
突然変異　118
トップダウン　28
トラウマ　16, 17, 70, 111, 113
取り入れ　117
トレッファート，ダロルド　119, 124

な

内側前頭前野　42, 93, 97
内側前頭皮質　37, 44
内側淡蒼球　93
難治性うつ　93

に

二双性　172～174
乳幼児　103
ニューラルネットワーク　48, 49, 51, 53, 60～62, 66, 68, 72, 73
ニューロン　28, 48, 73 → 神経細胞

小児精神医学　14
少年鑑別所　45
小脳　54, 58, 129〜134, 158
——梗塞　129
——腫瘍　129
——障害　134
——皮質　130, 131
情報処理　132
書痙　82, 84〜86
女性性　8
書道　79
自律訓練法　84
自律神経　103, 104, 109 → ANS
自律性　51, 53, 55, 58, 59, 61, 69, 72, 73
進化　118
人格　76
新奇さ　175, 176, 184
神経回路　82, 108, 118 → ニューラルネットワーク
神経科学者　20
神経膠細胞（グリア）　49
神経細胞　48〜51, 72, 122, 123, 131, 142
神経精神分析学　100
神経線維　28, 48, 49, 72, 74, 122
神経ネットワーク　119 → ニューラルネットワーク
心神耗弱　44
新人類　118
新生児　108
深層心理　84
人体実験　94
身体マップ　99
診断基準　38, 39
陣痛促進剤　13
深部感覚　86
心理学　4, 12, 41, 89, 177
心理教育　150
心理士　18, 29, 31, 45, 47, 61, 62, 87
心理療法　97, 127, 147, 190, 194
人類学　36

す

数学　121, 128
頭蓋骨　97
スキナーボックス　90
杉山登志郎　14
ストレンジ・シチュエーション　115
スピリチュアリズム　86

せ

星状細胞　130
成人愛着面接　115 → AAI
精神医学　4, 12, 87
精神科医　48, 75, 76, 88
精神鑑定　33, 35, 44
精神遅滞　122
精神病質　37, 38
精神病理学　34
精神分析　7, 25, 26, 29〜31, 34, 60〜63, 98, 100, 101, 105, 117, 132, 137, 189
関係——　115
精神療法　192, 193 → 心理療法
性的　176, 178
青斑核　108, 146
生理学　107, 130
積分値　170
セックス　145
刹那的　152
セロトニン　64
前頭前野　16, 57, 132, 144, 145, 164
前頭側頭痴呆　124
前頭葉　58, 59, 65, 162, 165, 178
前部帯状回　57, 58

そ

素因数分解　121
躁うつ病　39
創作活動　25, 59, 184, 185
創造活動　72
創造過程　67

交代人格　71, 73〜75
行動療法　39, 86
後背側前頭前野　165
広汎性発達障害　13
凍りつき　109
コカイン　12, 145
骨相学　36
コネクトミクス　50
ゴルジ細胞　130
ゴルフ　80〜82, 85
昆虫　52
コンピューター　131, 132
昏迷状態　109

さ

罪悪感　160
サイコパス　33, 36〜43, 45〜47
サイコロ　57
再犯率　35
細胞　112
催眠療法　84
サヴァン症候群　118〜128
酒　149, 174, 190
座禅　84
錯覚　22〜24, 27, 28, 54, 55, 72
殺人者　34, 35, 37
——精神病　33, 35, 36, 40
悟り　178
左脳　55, 56, 99〜101, 109, 113, 117, 124
サル　4, 5
三層構造説　109

し

自我　102
「死・回避行動」　160
視覚野　122
自我心理学　182
時間　20〜32
指揮者　84
子宮収縮・射乳ホルモン　10
自己愛　181
自己分析　8
自己保存本能　177
思春期　6
視床　50
視床下核　91, 92
視床の腹側中間核　93
ジストニア　84〜86, 92, 93
自責感　193
失錯行為　194
疾病利得　29
自動思考　26
自動的　141
シナプス　48
死ぬ瞬間　32
自閉症　12〜15, 124, 125
チャウチェスク型——　15
嗜癖　144, 145, 149, 150
司法精神医学　46
シマウマ　178
視野　56
射撃　85
シャルコー　75
自由意志　21, 28, 53, 157
集積回路　96
自由連想　26, 31
受信装置　8
主体性　24
出産　10, 18
受動意識仮説　27, 53
シュナイダー，クルト　39
授乳　10, 11
受容体　44
狩猟生活　172
ショア，アラン　98〜102, 105, 107
情性欠如者　39
上前頭皮質　50
上側頭皮質　50
情緒的知能　148→ EQ
常同　156, 158

か

快　140〜142, 144, 151〜167, 169
　――の新生　166
　――の錬金術　162, 164, 165
快感　140, 152〜154, 178, 183, 189
快感原則　151, 152
快感中枢　59, 89, 90, 95, 107, 138, 151〜167
外傷→トラウマ
海馬　50, 64, 109〜113
灰白質　37, 38
解離　71〜76, 98, 109, 187
解離性同一性障害　74
カオス　66, 105
「科学的心理学草稿」　191
拡散テンソル画像　49→DTI
学習理論　132
隔世遺伝　36
過食嘔吐　190
「勝ち組」　41
渇望　144
下等動物　141, 156
顆粒細胞　131
河田雅圭　10
感覚記憶　177
感覚野　22, 108
眼窩前頭部　101→OF
完結　187
感情表現　8

き

記憶　64, 65, 71, 114
　明白な――　111
機械論　132
幾何学　128
飢餓感　144, 145
器質論　34
基礎医学　130
基礎工事　116, 117
北山修　176
喫煙　159
虐待　15
逆転移　117
ギャバード，グレン　68, 70
凶悪犯　45
共感　38, 117
狂気　46
強制水泳テスト　93
協調　132
京都大学　3
強迫　165
恐怖　70, 147
享楽的　152
禁断　150

く

空間把握能力　121
空腹　168
苦痛　141, 143, 152, 154, 161, 164, 169, 193
クモ　16
クモ膜囊胞　34, 40
グルタミン酸　145

け

痙攣　80, 82, 86
　職業――　82
ゲーム　148, 174
ゲシュタルト心理学　187
ゲッティ，ダルトン　185
嫌悪感　70
幻覚体験　108
言語野　99, 124
幻肢　122
現実原則　155, 156, 174

こ

抗うつ剤　65, 96, 97
交感神経系　104
高次脳機能　109, 132, 148
構造論　102

索　引

あ

アーマー，トミー　*80, 81*
愛他性　*181〜183*
愛着　*10, 107〜117, 149, 152, 192*
　——行動　*114*
　——理論　*98*
赤ん坊　*107〜109, 112, 114*
飽き　*184*
空きスペース　*122, 124*
アスペルガー症候群　*12, 13, 19, 43, 44, 120, 128*
アスリート　*55*
アセチルコリン　*64*
甘え理論　*34*
アラーム信号　*16*
アルコール　*144, 145, 149*
　——依存　*190*
安堵感　*161, 163*
アンフェタミン　*145*

い

言い訳　*55*
「生きる行動」　*160*
イグアナ　*154〜156*
育児放棄　*114*
意識　*20〜32, 51〜53, 57, 58, 68, 72, 73, 99, 101, 104*
　——外　*30, 52*
異常人格者　*40*
痛み　*168*
一卵性双生児　*119*
イップス病　*79〜87*
偽りの自己　*106*
遺伝学　*36*
伊藤正男　*130〜132*
犬　*53, 153, 154*
癒し　*149*

う

ウィニコット，ドナルド　*106*
ウォーコップ　*160*
後ろめたさ　*160*
宇宙　*48*
うつ病　*17, 88, 92, 93, 96, 97*
右脳　*56, 98〜106, 109, 114, 124*
運動障害　*133*
運動前野　*4, 5, 6, 132*
運動野　*5, 54, 132*

え

エクスタシー　*178*
エス　*102*
エンカウンターグループ　*43*
嚥下中枢　*179*

お

オールズ，ジム　*89, 94, 138, 144*
お金持ちクラブ　*50, 51*
オキシトシン　*9〜19, 43, 44*
小此木啓吾　*189*
怖気　*81*
オタク的　*19*
オパーリン　*60*
親子関係　*180*
オルフ，ミランダ　*16*
オレオレ詐欺　*41*

著者略歴

岡野憲一郎（おかの　けんいちろう）

1982年　東京大学医学部卒業，医学博士

1982〜85年　東京大学精神科病棟および外来部門にて研修

1986年　パリ，ネッケル病院にフランス政府給費留学生として研修

1987年　渡米，1989〜93年　オクラホマ大学精神科レジデント，メニンガー・クリニック精神科レジデント

1994年　ショウニー郡精神衛生センター医長（トピーカ），カンザスシティー精神分析協会員

2004年　4月に帰国，現職 国際医療福祉大学教授
米国精神科専門認定医，国際精神分析協会，米国及び日本精神分析協会正会員，臨床心理士

著訳書　恥と自己愛の精神分析，新しい精神分析理論，中立性と現実—新しい精神分析理論2，解離性障害，脳科学と心の臨床，治療的柔構造，新・外傷性精神障害，続・解離性障害，関係精神分析入門（共著），解離の病理（共著）（以上岩崎学術出版社），自然流精神療法のすすめ（星和書店），気弱な精神科医のアメリカ奮闘記（紀伊國屋書店），心理療法／カウンセリング30の心得（みすず書房）他

脳から見える心
—臨床心理に生かす脳科学—
ISBN978-4-7533-1061-6

著者
岡野 憲一郎

2013年7月19日　第1刷発行
2015年12月26日　第3刷発行

印刷　広研印刷(株)　／　製本　(株)若林製本工場

発行所　(株) 岩崎学術出版社　〒112-0005　東京都文京区水道 1-9-2
発行者　村上　学
電話 03(5805)6623　FAX 03(3816)5123